J. Pfeil ▪ J.-D. Rompe ▪ (Hrsg.) ▪ **Der enge Spinalkanal**

JOACHIM PFEIL JAN-DIRK ROMPE (Hrsg.)

Der enge Spinalkanal

Mit 83 Abbildungen in 168 Einzeldarstellungen
und 11 Tabellen

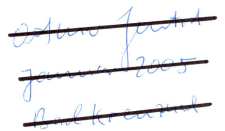

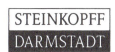

Prof. Dr. med. JOACHIM PFEIL
Orthopädische Klinik, St. Josefs-Hospital
Solmsstraße 15, 65189 Wiesbaden

Prof. Dr. med. JAN-DIRK ROMPE
Orthopädische Klinik und Poliklinik
Johannes Gutenberg Universität Mainz
Langenbeckstraße 1, 55131 Mainz

ISBN 3-7985-1464-X Steinkopff Verlag Darmstadt

Bibliografische Information Der Deutschen Bibliothek
Die Deutsche Bibliothek verzeichnet diese Publikation in der
Deutschen Nationalbibliografie; detaillierte bibliografische Daten
sind im Internet über <http://dnb.ddb.de> abrufbar.

Dieses Werk ist urheberrechtlich geschützt. Die dadurch begründeten Rechte, insbesondere die der Übersetzung, des Nachdrucks, des Vortrags, der Entnahme von Abbildungen und Tabellen, der Funksendung, der Mikroverfilmung oder der Vervielfältigung auf anderen Wegen und der Speicherung in Datenverarbeitungsanlagen, bleiben, auch bei nur auszugsweiser Verwertung, vorbehalten. Eine Vervielfältigung dieses Werkes oder von Teilen dieses Werkes ist auch im Einzelfall nur in den Grenzen der gesetzlichen Bestimmungen des Urheberrechtsgesetzes der Bundesrepublik Deutschland vom 9. September 1965 in der jeweils geltenden Fassung zulässig. Sie ist grundsätzlich vergütungspflichtig. Zuwiderhandlungen unterliegen den Strafbestimmungen des Urheberrechtsgesetzes.

Steinkopff Verlag Darmstadt
ein Unternehmen von Springer Science+Business Media

www.steinkopff.springer.de

© Steinkopff Verlag Darmstadt 2004
Printed in Germany

Die Wiedergabe von Gebrauchsnamen, Handelsnamen, Warenbezeichnungen usw. in diesem Werk berechtigt auch ohne besondere Kennzeichnung nicht zu der Annahme, dass solche Namen im Sinne der Warenzeichen- und Markenschutz-Gesetzgebung als frei zu betrachten wären und daher von jedermann benutzt werden dürften.

Produkthaftung: Für Angaben über Dosierungsanweisungen und Applikationsformen kann vom Verlag keine Gewähr übernommen werden. Derartige Angaben müssen vom jeweiligen Anwender im Einzelfall anhand anderer Literaturstellen auf ihre Richtigkeit überprüft werden.

Umschlaggestaltung: Erich Kirchner, Heidelberg, unter Verwendung eines Motivs von Sur Prise, Lübeck
Herstellung: Klemens Schwind
Satz: K+V Fotosatz GmbH, Beerfelden

SPIN 10987193   105/7231-5 4 3 2 1 0 – Gedruckt auf säurefreiem Papier

Vorwort

Die Spinalkanalstenose ist durch die demographische Entwicklung der Bevölkerung zur „Volkskrankheit" avanciert. Obgleich die Arthrose der großen Gelenke das bekannteste degenerative Krankheitsbild in der Orthopädie darstellt, werden arthrotische Veränderungen der Wirbelgelenke in ihrer Häufigkeit leider immer noch unterschätzt. Im Kontext mit der Degeneration im ventralen Pfeiler der Wirbelsäule entsteht die zunehmende Einengung des Wirbelkanals. Und obwohl dieses klassische Krankheitsbild der Orthopädie sehr häufig ist und mittlerweile sicherlich im Ausmaß die Diskushernien übersteigt, wird dies bislang nicht so erkannt.

Die Spinalkanalstenose ist in ihrer Diagnostik komplex. Wenige beweisende Parameter sind objektivierbar. Die Differenzialdiagnose zu vaskulär bedingten Schmerzen sowie neurologischen Erkrankungen sind von Bedeutung, so dass die neurologische Diagnostik und bildgebende Verfahren, zum Teil unter Funktion, wichtige Informationen liefern.

Auch durch das gestiegene Anspruchsdenken der Patienten wird die an sich sehr erfolgreiche Therapie dieser Erkrankung immer wichtiger. Es ist entscheidend, sowohl bei den konservativen als auch bei den operativen Verfahren, das Richtige beim Richtigen richtig zu tun.

In diesem Buch werden eine Vielzahl unterschiedlicher konservativer Therapieansätze dargestellt. Im Rahmen der operativen Therapie sind sowohl rein dekomprimierende als auch fusionierende Therapieansätze in ihrer Wertigkeit beschrieben. Obgleich die Spinalkanalstenose klinisch ein vielfältiges Bild zeigt und die pathoanatomischen Veränderungen beim einzelnen Patienten unterschiedlich ausgeprägt sein können, liegt doch immer das gleiche pathomorphologische Grundmuster vor. Die Kenntnis dieser Veränderung ist die Basis jeglicher differenzierten Therapie.

Unser Buch soll die Kenntnisse über dieses wichtige Krankheitsbild vertiefen, um so letztendlich eine einheitliche Strategie für Diagnostik und Therapie zu erzielen.

Wiesbaden/Mainz, Mai 2004   JOACHIM PFEIL
JAN-DIRK ROMPE

Inhaltsverzeichnis

1	**Anatomie der Lumbalstenose**	1
	R. Putz	
2	**Der enge Spinalkanal**	9
	K. A. Matzen	
3	**Neurologische Aspekte des engen lumbalen Spinalkanals**	19
	T. Vogt	
4	**Der enge Spinalkanal: Bildgebende Verfahren**	29
	G. Zöllner, J.-L. Dietemann	
5	**Die dynamische Kernspintomographie in der Diagnostik der spinalen Stenose**	53
	A. Richter, H. Mittelstädt, J. Mallwitz, K. Flügge, G. Vahldiek, E. Hille	
6	**Therapieoptionen bei der Schmerzbehandlung**	61
	A. Ljutow	
7	**Medikamentöse Schmerztherapie**	65
	J. Jage	
8	**Konservative Therapieoptionen beim engen lumbalen Spinalkanal**	71
	J. Heisel	
9	**Physiotherapeutische Behandlung der dekompensierten lumbalen Spinalkanalstenose**	87
	U. Betz	
10	**Grundlagen zur konservativen und operativen Therapie der degenerativen Spinalkanalstenose an der Lendenwirbelsäule**	95
	J. Krämer, J. Ludwig, Th. Theodoridis	

**11 Operative Therapieverfahren
bei der lumbalen Spinalkanalstenose** 111
C. Thomé, O. Leheta, D. Zevgaridis, P. Schmiedek

**12 Langzeitergebnisse nach Dekompressionsoperationen
bei Spinalkanalstenose** 123
E. Hille, S. Dries

**13 Robotersystem für die transpedikuläre Fusion
bei degenerativen Wirbelsäulenerkrankungen** 129
J. Stallkamp, A. Hiller

Sachverzeichnis 137

Autorenverzeichnis

ULRICH BETZ
Orthopädische Klinik
Abteilung Physiotherapie
Johannes Gutenberg Universität
Mainz
Langenbeckstraße 1
55131 Mainz

Prof. Dr. med. J.-L. DIETEMANN
Service de Radiologie 2
Hôpital Universitaire de Hautepierre
Avenue Molière
67098 Strasbourg Cedex, France

SEBASTIAN DRIES
Abteilung für Orthopädie
und Unfallchirurgie
Allgemeines Krankenhaus Eilbek
Friedrichsberger Straße 60
22081 Hamburg

Dr. med. KIRSTIN FLÜGGE
2. Chirurgische Klinik
Marienkrankenhaus Hamburg
Alfredstraße 9
22087 Hamburg

Prof. Dr. med. Dr. h.c. mult.
J. HEISEL
Orthopädische Abteilung
Fachkliniken Hohenurach
Immanuel-Kant-Straße 31
72574 Bad Urach

Prof. Dr. med. E. HILLE
Abteilung für Orthopädie
und Unfallchirurgie
Allgemeines Krankenhaus Eilbek
Friedrichsberger Straße 60
22081 Hamburg

Dr. ing. ANDREA HILLER
Fraunhofer IPA
Technische Produktplanung
Nobelstraße 12
70569 Stuttgart

J. Jage
Klinik für Anästhesiologie
Johannes Gutenberg Universität
Mainz
Langenbeckstraße 1
55131 Mainz

Prof. Dr. med. J. KRÄMER
Orthopädische Universitätsklinik
St. Josef-Hospital
Gudrunstraße 56
44791 Bochum

Dr. med. O. LEHETA
Neurochirurgische Klinik
Universitätsklinikum Mannheim
Theodor-Kutzer-Ufer 1–3
68167 Mannheim

Dr. med. A. LJUTOW
Schweizer Paraplegiker Zentrum
Institut für Anästhesiologie
Schmerzklinik
Postfach
6207 Nottwil
Schweiz

Priv.-Doz. Dr. med. J. Ludwig
Abteilung für Orthopädie
Eduardus-Krankenhaus Köln
Custodisstraße 3–17
50679 Köln

Dr. med. J. Mallwitz
Rückenzentrum am Michel
Ludwig-Erhard-Straße 18
20459 Hamburg

Prof. Dr. med. K. A. Matzen
I. Orthopädische Klinik
Hessing-Stiftung
Hessingstraße 17
86199 Augsburg

Dr. med. H. Mittelstädt
Orthopädische Klinik
Universitätsklinikum Lübeck
Ratzeburger Allee 160
23562 Lübeck

Prof. Dr. med. R. Putz
Anatomische Anstalt
Ludwig-Maximilians-Universität
Pettenkofer Straße 11
80336 München

Dr. med. A. Richter
Abteilung für Orthopädie/
Traumatologie
Allgemeines Krankenhaus Eilbek
Friedrichsberger Straße 60
22081 Hamburg

Prof. Dr. med. P. Schmiedek
Neurochirurgische Klinik
Universitätsklinikum Mannheim
Theodor-Kutzer-Ufer 1–3
68167 Mannheim

Dipl.-Ing. J. Stahlkamp
Fraunhofer IPA
Technische Produktplanung
Nobelstraße 12
70569 Stuttgart

Dr. med. Th. Theodoridis
Orthopädische Universitätsklinik
St. Josef-Hospital
Gudrunstraße 56
44791 Bochum

Dr. med. C. Thomé
Neurochirurgische Klinik
Universitätsklinikum Mannheim
Theodor-Kutzer-Ufer 1–3
68167 Mannheim

Dr. med. G. Vahldiek
Röntgen-Praxis Weidenbaumsweg
Weidenbaumsweg 6
21029 Hamburg

Priv.-Doz. Dr. med. T. Vogt
Klinik für Neurologie
Johannes Gutenberg Universität
Mainz
Langenbeckstraße 1
55127 Mainz

Dr. med. D. Zevgaridis
Neurochirurgische Klinik
Universitätsklinikum Mannheim
Theodor-Kutzer-Ufer 1–3
68167 Mannheim

Prof. Dr. med. G. Zöllner
Service de Radiologie 2
Hôpital Universitaire
de Hautepierre
Avenue Molière
67098 Strasbourg Cedex, France

1 Anatomie der Lumbalstenose

R. Putz

▎ Einleitung

Die lumbale Spinalstenose ist erst in den letzten Jahrzehnten zu einem greifbaren Krankheitsbild geworden. Sie ist dadurch definiert, dass ein Missverhältnis zwischen dem Raumbedarf für das Rückenmark in der unteren Lendenwirbelsäule und dem zur Verfügung stehenden Platz besteht. Einzelne Engstellen treten vor allem in der unteren Lendenwirbelsäule auf und konzentrieren sich besonders auf die Segmente L4/L5 und L5/S1. Die Frage ist nun, welche Anteile der Wände des Wirbelkanals an der Stenosierung beteiligt sind und wie weit kausale Faktoren für eine altersentsprechende Einengung ableitbar sind.

In Frage kommen vor allem die dorsalen Anteile, da Stenosierungen von der ventralen Wand des Wirbelkanals – abgesehen von den verschiedenen Formen von Protrusionen der Bandscheiben – im Allgemeinen nicht ausgehen. Die oberflächliche Schicht des Lig. longitudinale posterius ist nur bis in die untere LWS ausgebildet. Etwas weiter nach kaudal reicht die tiefe Schicht und verdünnt sich zu einem schmalen Band, das von Diskus zu Diskus inseriert [11].

Die dorsale Wand des lumbalen Wirbelkanals wird von den segmentalen Ligg. flava dominiert. Sie sind meist so massiv ausgebildet, dass sie nur mehr schmale Streifen der angrenzenden Laminae der Lendenwirbel frei lassen. Nach lateral hin ist der Wirbelkanal etwas in die Recessus laterales ausgezogen. In jedem Segment werden die Recessus kranial durch die Pediculi begrenzt und gehen kaudal in die Foramina intervertebralia über.

▎ Ligamentum flavum

Die Ligg. flava entspringen paarig segmental an der Vorderfläche der Unterkante der Lamina arcus vertebrae des jeweiligen Lumbalwirbels und ziehen, sich leicht verdickend, zu einem etwas breiteren rauen Ansatzgebiet an der Oberkante der Lamina des jeweils unteren Wirbels. Die Ursprungsfläche hebt sich kaum aus der Kontinuität der Innenfläche der Lamina ab.

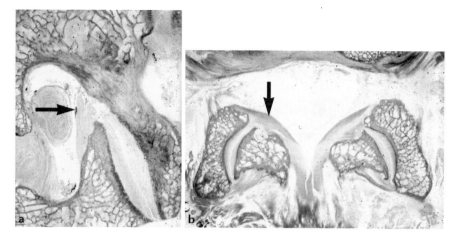

Abb. 1.1 a, b. Schnitte durch die Lendenwirbelsäule (MMA, ungefärbt). Das Lig. flavum ist jeweils mit einem Pfeil bezeichnet. **a** Sagittalschnitt LW4/LW5 auf Höhe des Foramen intervertebrale, **b** Transversalschnitt LW4/LW5 auf Höhe der Foramina intervertebralia

Die vordere Begrenzung zieht als zarte Leiste bis etwa zur Mitte des Foramen intervertebrale.

Die Ligg. flava bestehen aus dicht gepackten Bündeln elastischer Fasern, die sich scherengitterartig durchflechten. Die Dicke der Fasern vergrößert sich vom Kleinkind zum Erwachsenen hin; auch nimmt der relative Anteil der kollagenen Fasern zu. Der jeweilige Anheftungsbereich ist charakterisiert durch Faserknorpel [18]. Mit dem Alter steigt der Anteil hochmolekularer Proteoglykane an [10].

Von hinten betrachtet tritt das Lig. flavum unter der Lamina hervor und legt sich eng an das jeweilige Wirbelgelenk an. Die kaudale Ansatzfläche ragt nach ventral konsolenartig vor und reicht breiter als die kraniale in das Foramen intervertebrale hinein. Die Beteiligung des Lig. flavum an der Hinterwand des Foramen intervertebrale ist für die Lendenwirbelsäule charakteristisch (Abb. 1.1).

In beiden Ansatzzonen bilden sich mit zunehmendem Lebensalter Verknöcherungen aus, die im Bereich des thorakolumbalen Übergangs eine beträchtliche Größe von einigen Millimetern erreichen können. In Einzelfällen erstreckt sich die Verknöcherung entlang des lateralen Randes des Lig. flavum weit in das Foramen intervertebrale hinein [6, 12].

Gelegentlich wird auf eine so genannte Hypertrophie des Lig. flavum hingewiesen. Abgesehen davon, dass nicht recht nachzuvollziehen ist, wieso es ausgerechnet in den lumbalen Segmenten der Wirbelsäule zu einer solchen Verdickung der Ligg. flava kommen sollte, während in den übrigen Segmenten der Wirbelsäule keine derartigen Veränderungen zu finden sind, scheint die Feststellung einer solchen Verdickung auf ein Missverständnis zurückzugehen. Von innen her betrachtet wirkt das Lig. flavum

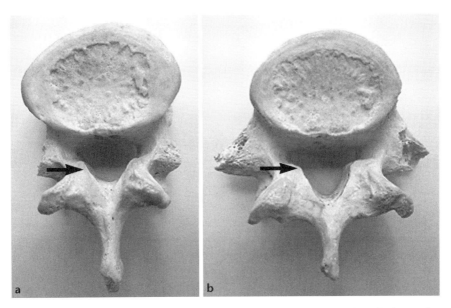

Abb. 1.2 a, b. Lendenwirbel von unten. Die nach ventral vorragende Ursprungskonsole des Lig. flavum ist jeweils mit einem Pfeil bezeichnet. **a** LW 4, **b** LW 5

tatsächlich verdickt. Bei näherem Hinsehen zeigt sich aber, dass dieser Effekt eigentlich nur auf einem Auskragen des Vorderrandes der kaudalen Ansatzfläche beruht (Abb. 1.2). Dass das Ligament, das breit an dieser Ansatzfläche befestigt ist, dem Nach-Vorne-Drängen folgt, ist naheliegend.

Unbestritten ist allerdings, dass die sagittale Kontur des Lig. flavum durchaus von der Auslenkung im lumbalen Bewegungssegment bestimmt wird. Nach Nowicki et al. [9] wölbt sich das Lig. flavum insbesondere bei Extension vor. Dies wird in einer eindrucksvollen MR-Studie auch von Schmid et al. [15] belegt und experimentell durch Fujiwara et al. [2] nachgewiesen. Gefördert wird eine Einengung des Foramen vertebrale und des Foramen intervertebrale grundsätzlich auch durch eine Degeneration des Discus intervertebralis.

Arcus vertebrae

Der Wirbelbogen der lumbalen Lendenwirbel ist wie der der übrigen in Pediculus und in Lamina arcus unterteilt. Nach unten hin zunehmend, zeigen die Pediculi eine längsovale bis dreieckige Form. Ihre Kortikalis ist an der Oberkante, nach medial hin und an der Unterkante verdickt, während sie nach lateral hin durchbrochen ist. Die Laminae der Lendenwirbel verhalten sich von kranial nach kaudal ebenso etwas unterschiedlich. Während sie in den oberen lumbalen Segmenten relativ dünn und flach sind, erreicht die Lamina des 5. Lendenwirbels eine nicht unerhebliche Dicke. Auffallend dabei ist, dass sich die Lamina in diesem untersten Segment etwas nach vorne biegt und einen dreieckigen Querschnitt erhält. Die vordere Kortikalis ist erstaunlich dick.

Mechanik des lumbosakralen Übergangs

Folgt man der Phylogenese der Wirbelsäule, insbesondere dem vergleichsweise abrupten Wechsel vom Gang auf vier Beinen zum aufrechten Gang, so fällt der sich zunehmend verkleinernde lumbosakrale Winkel sofort auf. Zurückzuführen ist diese Umstellung auf die Beckenkippung, die unter Mitnahme des Os sacrum dafür sorgt, dass die Schwerlinie der oberen Körperhälfte durch die Lendenwirbelsäule zieht [17]. Der Entwicklungsdruck der Evolution hin zu diesem Ablauf erklärt sich aus dem hohen Wert einer Energieeinsparung. Die Beckenkippung und das Auftreten des lumbosakralen Winkels sorgt dafür, dass der Oberkörper mit einem vergleichsweise geringen Energieaufwand über dem Os sacrum und über den beiden Hüftgelenken balanciert werden kann [14].

Der lumbosakrale Knick selber führt freilich zu einem gewissen Problem (Abb. 1.3). Solange die Intervertebralräume der unteren Bewegungssegmente noch hoch genug sind, spielt dies allenfalls unter dynamischen Bedingungen keine Rolle. Mit der zunehmenden altersbedingten Verschmälerung der Intervertebralräume oder einer zunehmenden Hyperlordosierung – aus welchen Gründen auch immer – kann das Bewegungsspiel der lumbalen Wirbelgelenke aber stark eingeschränkt werden. Den unteren lumbalen Wirbelgelenken und den lumbosakralen Wirbelgelenken kommt ohnedies die Aufgabe zu, die großen nach ventral gerichteten Scherkräfte aufzunehmen. Dazu sind diese Gelenke vor allem in ihren medialen Anteilen und das lumbosakrale Gelenk über seine ganze Fläche mit einer hohen subchondralen Mineralisierung ausgestattet [13]. Der Kraftfluss erfolgt dabei breitflächig direkt zu den Pediculi hin.

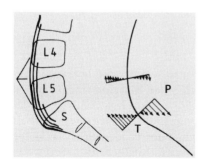

Abb. 1.3. Beanspruchung des lumbosakralen Übergangs. Die Articulationes zygapophysiales nehmen Druck auf (P), während das Lig. longitudinale anterius unter Zugspannung steht (T)

Articulationes zygapophysiales

Die Wirbelgelenke sind in allen Regionen der Wirbelsäule so ausgerichtet, dass sie in der Lage sind, die zum Teil beträchtlich nach ventral gerichteten Scherkräfte aufzunehmen. Nach Kummer [5] erreicht diese Kraftkomponente in der LWS bis zu 20% der Gesamtlast. Dazu kommt die unterschiedliche Ausstattung zur Begrenzung der Rotation, die insbesondere in der LWS eine wichtige Rolle zur Stabilisierung beiträgt. Nicht vergessen sollte man dabei, dass bei der Begrenzung der Drehbewegung in den lateralen, nach dorsal ausgerichteten Anteilen der Wirbelgelenke beträchtliche Druckkräfte auftreten. Als Ausdruck der lokalen Druckaufnahme sind die Gelenke mit einer hohen subchondralen Mineralisierung ausgestattet (Abb. 1.4; [8]).

Ein Zusammensinken der Wirbelsäule muss aber zu einer Zunahme der Druckbeanspruchung der Wirbelgelenke führen. Kommt dazu noch eine ebenso altersmäßig bedingte, auch nur geringe Abnahme der Knochendichte und damit eine Abnahme der Widerstandskraft des Knochengewebes, so ist mit einer höheren lokalen Biegebeanspruchung der Laminae arcus zu rechnen.

Viele Experimente, z. B. aus der Frakturheilung, haben gezeigt, dass das Knochengewebe auf Biegebeanspruchung mit einer Verdickung der Kortikalis reagiert. Dies ist offensichtlich auch in der betroffenen Lamina des einzelnen lumbalen Bewegungssegmentes der Fall. Das Nach-Vorne-Treten der Ansatzfläche des Lig. flavum ist also über diesen Mechanismus präzise zu erklären.

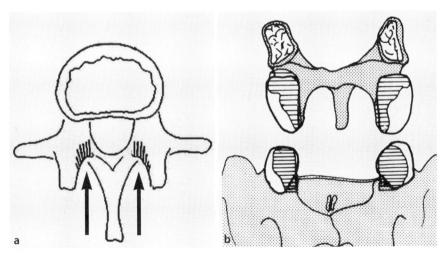

Abb. 1.4a,b. Belastung der lumbalen Articulationes zygapophysiales. **a** sagittale Scherkraft, **b** subchondrale Mineralisierung der medialen Anteile der Wirbelgelenke (Schraffierung)

Adaptation des Lig. flavum

Kulturen von Zellen stenosierender Ligg. flava ergaben gegenüber Kontrollen eine deutliche Expression von alkalischer Phosphatase sowie von Kollagen I, III, Fibronektin und Osteonektin [16]. Dies wird als Ausdruck einer hohen osteoblastenähnlichen Aktivität angesehen. Im Tierversuch konnte gezeigt werden, dass das Lig. flavum unter Einfluss von Bone Morphogenetic Protein (BMP) zu Ossifikation neigt [7]. Dass dies offenbar bei Patienten mit spinaler Stenose eine Rolle spielt, wird von Hayashi et al. [3] ebenfalls unterstellt. In solchen Fällen findet sich ein erhöhter Grad von Amyloidablagerungen [1]. In Fällen von Hypertrophie des Bandes konnten Kawahara et al. [4] zeigen, dass in der Matrix Kollagen VI auftritt.

Literatur

1. D'Agostino AN, Mason MS, Quinn SF (1992) Lumbar spinal stenosis and spondylosis associated with amyloid deposition in the ligamentum. Clin Neuropathol 11:147–150
2. Fujiwara A, An HS, Lim TH, Haughton VM (2001) Morphologic changes in the Lumbar Intervertebral Foramen due to Flexion-Extension, Lateral Bending, and Axial Rotation. Spine 26:876–882
3. Hayashi K, Ishidou Y, Yonemori K, Nagamine T, Origuchi N, Maeda S, Imamura T, Kato M, Yoshida H, Sampath TK, Dijke ten P, Sakou T (1997) Expression and Localization of Bone Morphogenetic Proteins (BMPs) and BMP Receptors in Ossification of the Ligamentum Flavum. Bone 21:23–30
4. Kawahara E, Oda Y, Katsuda S, Nakanishi I, Aoyama K, Tomita K (1991) Microfilamentous type VI collagen in the hyalinized stroma of the hypertrophied ligamentum flavum. Virchows Arch A Pathol Pathol-A 419:373–380
5. Kummer B (1981) Biomechanik der Wirbelgelenke. In: Junghanns H (Hrsg) Die Wirbelsäule in Forschung und Praxis, Bd 87. Hippokrates, Stuttgart, S 29–34
6. Maigne JY, Ayral X, Guérin-Surville H (1992) Frequency and size of ossifications in the caudal attachments of the ligamentum flavum of the thoracic spine. Role of rotatory strains in their development. Surg Radiol Anat 14:119–124
7. Miyamoto S, Takaoka K, Yonenobu K, Ono K (1992) Ossification of the Ligamentum Flavum induced by Bone Morphogenetic Protein. J Bone Joint Surg 74-B:279–283
8. Müller-Gerbl M (1992) Die Rolle der Wirbelgelenke für die Kinematik der Bewegungssegmente. Ann Anat 174:48–53
9. Nowicki BH, Haughton VM, Schmidt TA, Lim TH, An HS, Riley III LH, Yu L, Hong JW (1996) Occult Lumbar Lateral Spinal Stenosis in Neural Foramina Subjected to Physiologic Loading. Am J Neuroradiol 17:1605–1614
10. Okada A, Harata S, Takeda Y, Nakamura T, Takagaki K, Endo M (1993) Age-related Changes in Proteoglycans of Human Ligamentum Flavum. Spine 18:2261–2266

11. Prestar FJ, Putz RV (1982) Das Ligamentum longitudinale posterius. Morphol Med 2:181–189
12. Putz RV (1981) Funktionelle Anatomie der Wirbelgelenke. In: Doerr W, Leonhardt H (Hrsg) Normale und Pathologische Anatomie, Bd 43. Thieme, Stuttgart
13. Putz RV (1989) Funktionelle Morphologie des lumbosakralen Überganges. In: Matzen KA (Hrsg) Wirbelsäulenchirurgie, Spondylolisthesis. Thieme, Stuttgart, S 8–12
14. Putz RV, Müller-Gerbl M (2003) Rumpf. In: Drenckhahn D (Hrsg) Anatomie. Urban & Fischer, München, S 412–481
15. Schmid MR, Stucki G, Duewell S, Wildermuth S, Romanowski B, Hodler J (1999) Changes in Cross-Sectional Measurements of the Spinal Canal and Intervertebral Foramina as a Function of Body Position. Am J Roentgenol 172:1095–1102
16. Specchia N, Pagnotta A, Gigante A, Logroscino G, Toesca A (2001) Characterization of cultured human ligamentum flavum cells in lumbar spine stenosis. J Orthop Res 19:294–300
17. Starck D (1978) Embryologie. Thieme, Stuttgart
18. Stofft E, Wiebecke K, Müller G (1969) Die Ligamenta flava der menschlichen Wirbelsäule. Verh Anat Ges 63:363–371

2 Der enge Spinalkanal

K. A. Matzen

▌ Einleitung

Die lumbale Spinalkanalstenose wurde von Sarpyener 1945 [1] und Verbiest 1949 [4] erstmals als eigenständiges Krankheitsbild beschrieben und als komprimierende Enge des Spinalkanals, bedingt durch eine Verminderung des Sagittal- und/oder Querdurchmessers definiert.

Neben relativer oder absoluter Einengung des Spinalkanals wird zwischen einer zentralen (Claudicatiotyp) und lateralen (Ischiastyp) oder Rezessus-Stenose bzw. Kombinationstypen unterschieden. Symptome einer Claudicatio spinalis treten belastungs- und/oder haltungsabhängig auf.

Synonyme für das Krankheitsbild „der enge Spinalkanal" sind Spinalstenose, spinale Stenose, lumbale Spinalkanalstenose, Lumbalkanalstenose, degenerative lumbale Stenose, Claudicatio spinalis, neurogene Claudicatio intermittens, Claudicatio intermittens spinalis, oder Claudicatio intermittens der Cauda equina (eine unsinnige Bezeichnung, da der Patient und nicht die Cauda equina hinkt [2]).

1996 hat Stöhr neben dieser neurogenen Claudicatio spinalis intermittens noch auf eine zweite neurogene Form der Claudicatio intermittens hingewiesen. Sie hat ihre Ursache in einer belastungsabhängigen intermittierenden Ischämie des Beinplexus im Zusammenhang mit Durchblutungsstörungen der Arteria iliaca interna. Erstgenannte Patienten gehen schmerzfrei bergauf (entlordosiert), letztere haben stellungsunabhängige Beschwerden durch belastungsabhängige Ischämie.

Der enge Spinalkanal ist meist eine erworbene Erkrankung des höheren Lebensalters (Abb. 2.1 und 2.2). Die sekundäre Stenosierung (Abb. 2.3) des Spinalkanales wird verursacht durch degenerative Veränderungen an den Gelenkfacetten (Rezessusstenose), spondylotische Randkantenausziehungen der Wirbelkörperhinterkanten, Verdickungen der Ligamenta flava, Nukleusprotrusionen oder Vorfälle und degenerative Instabilitäten des Bewegungssegmentes mit Pseudolisthesen oder postoperativen und posttraumatischen Veränderungen. Bei degenerativen Instabilitäten eines oder mehrerer Segmente sind auch dynamische Stenosen möglich.

In etwa 10% der Fälle besteht eine primäre Enge, wofür kongenitale und konstitutionelle Veränderungen verantwortlich sind, z. B. angeborene Kno-

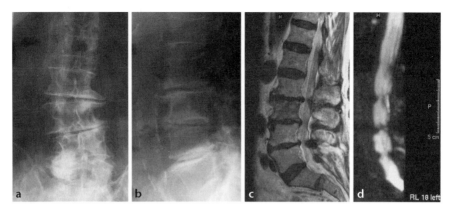

Abb. 2.1 a–d. a u. b Degenerative Lumbalskoliose mit mehr segmentaler Stenosierung des Spinalkanals (83-jährige Patientin), **c** Kernspintomographie: sanduhrförmige Stenosierungen des Spinalkanals auf Höhe der Bandscheiben durch degenerative Veränderungen, **d** Kernspin-„Myelographie"

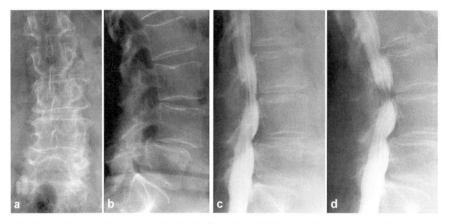

Abb. 2.2 a–d. a u. b Degenerative Lumbalskoliose, Pseudolisthesis L4/L5 mit spinaler Stenosierung (74-jähriger Patient). **c u. d** Funktionsmyelographie: Stenosierung des Spinalkanals L3/L4 (funktionsabhängig) und L4/L5

chenaufbaustörungen, kongenitale Fehlbildungen bei Chondroplasie, Chondrodystrophie oder einfach idiopathische Formen, wobei sich die chronische, sekundäre Enge auf der Basis dieser primären Enge entwickeln kann, z. B. durch einen Bandscheibenvorfall (Abb. 2.4)

Im Normalfall beträgt der Sagittaldurchmesser des lumbalen Spinalkanales mehr als 12 mm, bei Weiten zwischen und 10 und 12 mm wird von einer relativen, darunter von einer absoluten Enge (des Spinalkanales) gesprochen, die auch weniger als 5 mm betragen kann.

Die Ätiologie der typischen Symptome der neurogenen Claudicatio spinalis intermittens ist unklar. Am wahrscheinlichsten ist eine mechanische

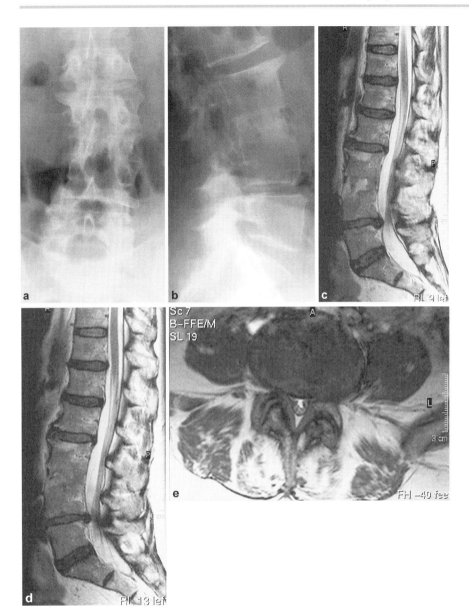

Abb. 2.3. a Z.n. ventraler Spondylodese L3/L4 (61-jährige Patientin). **b** Anschlussarthrose L4/L5 mit spinaler Stenosierung durch Bandscheibenprotrusion und degenerative Gelenkveränderung (Sagittalschnitt). **c** Horizontalschnitt durch die Bandscheibe L4/L5. LWS im a.p. und seitlichen Strahlengang. Z.n. ventraler Spondylodese L3/L5. Anschlussarthrose L4/L5 mit beginnender Pseudolisthesis. Degenerative Veränderungen im Bewegungssegment L1/L2

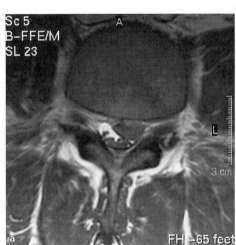
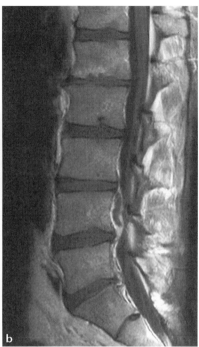

Abb. 2.4. a Nach kaudal sequestrierter Nukleusprolaps L3/L4 mit weitgehender Verlegung des Spinalkanals und Verdrängung der Nervenwurzel links (31-jähriger Patient). **b** Sagittalschnitt der Lendenwirbelsäule mit nach kaudal sequestriertem Bandscheibenvorfall L3/L4. Degenerative Veränderungen in den übrigen Bewegungssegmenten mit Betonung des Bewegungssegmentes L1/L2 (erosive Osteochondrose)

Ursache. Gleichzeitiges Vorkommen lumbaler und zervikaler Stenosen auch mit Myelopathien ist möglich und sollte diagnostisch berücksichtigt werden.

Die anamnestischen Daten des engen Spinalkanales sind unspezifisch. Oft bestehen langwierige Wirbelsäulenbeschwerden, gelegentlich mit Ischialgien. Geschildert werden Voroperationen, z.B. Nukleotomien, Hemi- und Laminektomien, entzündliche Veränderungen oder Traumen der Wirbelsäule.

Hüftgelenksarthrosen mit Streckdefizit können die Symptome der Spinalstenose überlagern und verschleiern, jedoch auch verstärken.

Typisch ist die Schilderung lageabhängiger Schmerzen der Lendenwirbelsäule mit Schmerzlinderung bei Kyphosierung und Schmerzverstärkung bei Lordosierung. Es bestehen pseudoradikuläre Beschwerden, seltener sensible und motorische Ausfälle, die auch stellungsabhängig sein können. Typisch ist die Schmerzschilderung im Gehen und/oder Stehen mit Schmerzminderung oder Schmerzausschaltung bei Lageveränderungen, z.B. beim Sitzen oder vornübergebeugter Körperhaltung. Das alleinige Stehenbleiben in aufrechter Körperhaltung führt nicht, im Gegensatz zur arteriellen Claudicatio intermittens, zur Schmerzlinderung. Symptomatisch ist beim Übergang vom Sitzen zum Stehen das Abstützen der Hände an der Stuhllehne oder den Oberschenkeln. Die Gehstrecke ist schmerzbedingt eingeschränkt.

In Abhängigkeit von der Lokalisation der Stenose entwickeln sich unterschiedliche klinische Bilder, die sich meist durch subakute bis chronische Verlaufsformen auszeichnen. Es finden sich uni- oder bilaterale monoradikuläre Syndrome oder unilaterale, radikuläre Syndrome von zwei oder drei benachbarten Wurzeln. Sie sind intermittierend und von der Körperhaltung abhängig.

Die Symptomatik besteht, von der Gehstrecke abhängig, in ein- oder beidseitigen Beinschmerzen, die am häufigsten die Dermatome L4 bis S1 betreffen. Bei zunehmender Dauer und zunehmender Einengung folgen den Schmerzen Parästhesien oder Paresen der Fuß- und Zehenheber und Kniestrecker mit entsprechender Gangbildbeeinträchtigung.

Patienten mit neurogener spinaler Claudicatio sind gegenüber Patienten mit arterieller Claudicatio in der Lage, uneingeschränkt Fahrrad zu fahren, bei gefäßbedingter Claudicatio kommt es beim Rad fahren innerhalb kürzester Zeit zu den typischen Durchblutungsbeschwerden. Im Unterschied zur arteriellen Claudicatio treten die Symptome frühzeitiger beim Bergab- als beim Bergaufgehen, in Abhängigkeit von der lordotischen bzw. kyphotischen Körperhaltung auf. Weitere Symptome der spinalen Claudicatio sind morgendliche Rückensteifigkeit mit ausstrahlenden und lokalen Beschwerden, Parästhesien der Beine, Kältegefühle in den Beinen und gelegentlich Beinschwäche. Bei Schilderung dieser Beschwerden ist eine differenzialdiagnostische Abklärung zur Polyneuropathie oder Diabetes mellitus erforderlich.

Notwendige diagnostische Tests sind Pulsstatus, Funktionstest der Lendenwirbelsäule mit Schober-Zeichen, Fingerbodenabstand, Lasegué-Zeichen, Reflexstatus, neurologische Untersuchungen mit Feststellung motorischer und sensibler Ausfälle.

Bei Kompression einer oder mehrerer unilateraler Nervenwurzeln im Rezessus lateralis finden sich umschriebene radikuläre Schmerzen, Sensibilitätsstörungen oder motorische Ausfälle. Bei Einengung mit Kompression der gesamten Kauda sind beide Beine betroffen mit diffusen, neurologischen Störungen, auch intermittierend und lageabhängig, wenn die Instabilität Hauptursache der spinalen Enge ist.

Selten vorhandene Sensiblitätsstörungen manifestieren sich ohne Dermatomgrenze. Des Weiteren ergeben sich häufigere Reflexabschwächungen und ein Mischbild nicht dermatombezogener, motorischer und sensibler Ausfälle.

Nützlich ist die Überprüfung des Reklinationsschmerzes. Hierbei kommt es zu einer Auslösung der klinischen Zeichen durch Reklination der Wirbelsäule, bei den oben geschilderten, dynamischen Stenosen. Weiterhin die Feststellung der Gehstrecke und die Abgrenzung gegenüber der gefäßbedingten Claudicatio intermittens durch einen Belastungstest auf dem Fahrradergometer, wenn vom Patienten keine anamnestische Daten vorliegen. Weiter gehört zu den klinischen Tests die Abgrenzung zur Koxarthrose mit Ausschluss einer Hüftbeugekontraktur. Überflüssig ist die zusätzliche Untersuchung der Patienten auf einem Laufband.

Die Inspektion ergibt eine Schonhaltung des Rumpfes mit Entlordosierung und aufrechtstehendem Becken, häufig eine skoliotische, gleichzeitig auch Steilstellung der LWS mit Beckenschiefstand, gelegentlich Hyperlordose mit massiv verspannter Muskulatur.

Im Stand ist der Rumpf vornübergebeugt mit aufgehobener Lendenlordose, der Rumpf wird aktiv aus Angst vor Schmerzauslösung nicht aufgerichtet. Nach längerem Stehen besteht häufig Stand- und Gangunsicherheit. Palpatorisch finden wir häufig einen Verschiebeschmerz oder Federungsschmerz der Prozessus spinosi und Druckschmerz im Trigonum lumbale mit paravertebralem Muskelhartspann.

Die passive Reklination des aufrecht stehenden Patienten kann bei funktioneller Instabilität eine Schmerzauslösung mit Ausstrahlung in die Beine und gelegentlich Sensibilitätsausfälle provozieren oder verstärken. Bei Inklination wird meist Schmerzlinderung angegeben.

Diagnostik

Notwendige apparative Untersuchungen sind Röntgenaufnahmen der LWS in 4 Ebenen mit zusätzlichen Funktionsaufnahmen, d. h. Seitaufnahmen in maximaler Re- und Inklination sowie eine Beckenübersichtsaufnahme.

Im Einzelfall nützliche apparative Untersuchungen sind Myelographie und Computertomographie evtl. auch in Kombination. Eine Funktionsmyelographie und neurologische Untersuchungen in Form eines EMG ergänzen die Untersuchung.

Bei CT und NMR sollten die untere BWS und die LWS einschließlich S1 abgebildet werden um atypisch lokalisierte Stenosen nicht zu übersehen.

Die röntgenologischen Beurteilungskriterien sind bei degenerativen spinalen Stenosierungen Spondylophyten der dorsalen Wirbelkörperkanten, segmentale Verschiebung, Osteolysen, Osteoporosen, Seitabweichungen, Wirbelkörperrotationen, Hypertrophie und Randzackenbildungen der Gelenkfortsätze.

Auf den Schrägaufnahmen von 30° lässt sich die Weite der Neuroforamen beurteilen und evtl. Wirbelbogenspalten oder Elongationen sowie degenerative Veränderungen mit Gelenkspaltverschmälerungen und Subluxationen in den kleinen Wirbelgelenken mit Einengung der Neuroforamina und des lateralen Rezessus.

Die Funktionsaufnahmen dienen dem Nachweis von degenerativen oder posttraumatischen Instabilitäten der Bewegungssegmente.

Die Kernspintomographie, mit dem Vorteil der polysegmentalen Darstellung, zeigt uns die Gelenkfacettenhypertrophie, die Verbreiterung der Ligamenta flava, Spondylophyten, laterale rezessale oder zentrale Stenosierungen. Es ermöglicht die Ausmessung der Weite des Spinalkanales und der Rezessus mit evtl. integraler Flächenmessung und dient dem Ausschluss interkanalikulärer Prozesse wie Tumoren oder entzündliche Veränderungen und zeigt uns Bandscheibenprotrusionen oder Vorfälle mit evtl. Verringerung des sagittalen Wirbelkanalsdurchmessers auf weniger als 12 mm.

Die Kernspin-„Myelographie" dient dem Nachweis möglicher Wurzel- oder Kaudakompressionen. Sie zeigt häufig einen wellig konturierten, kaskadenförmig eingeschnürten Duralsack, gelegentlich sogar mit Unterbrechung der Kontrastmittelsäule. Sie ist eine der einfachsten, sichersten und komplikationsärmsten Nachweise ein- oder mehrsegmentaler Stenosen und deren Lokalisationen.

In Ausnahmefällen erfüllt die wesentlich preiswertere, jedoch risikoreichere, konventionelle Myelographie die gleiche Aufgabe.

Das EMG bietet in den meisten Fällen einer neurogenen Claudicatio intermittens einen normalen Befund, da es im Rahmen der intermittierenden Stenosierungen nicht zu einer Nervenschädigung kommt, sondern zu einer vorübergehenden Impulsleitungsstörung. Diese lässt sich evtl. durch Ableitung evozierter Potentiale, die Registrierung des elektrisch ausgelösten Dehnungsreflexes des Musculus soleus und neuerdings durch Hochvoltstimulation nachweisen [5].

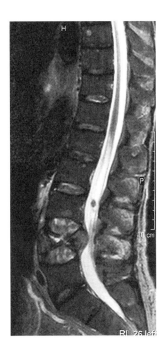

Abb. 2.5. Spinale Stenosierung durch Tumormetastase LWK 4 mit weitgehender Verlegung des Spinalkanals, intraspinale Metastasierung in Höhe Oberkante LWK 3 (unbekannter Primärtumor, 70-jähriger Patient)

Der Erfolg der klinischen und apparativen Untersuchung ist von der differenzialdiagnostischen Abgrenzung der degenerativen Spinalstenose zu Wirbelkörperkanalstenosierungen durch Tumoren oder Tumormetastasen (Abb. 2.5) abhängig, ferner vom Ausschluss traumatischer und osteoporotischer Deformierungen der Wirbelkörper mit Luxationen der Hinterkanten oder von Knochenfragmenten in den Spinalkanal.

Der Ausschluss intraspinaler, auch iatrogener Abszesse, der Ausschluss der Einengung des Spinalkanals nach dorsalen Spondylodesen, z.B. durch Implantat oder eingebrachten Knochen und die unbedingte Abgrenzung zur gefäßbedingten Claudicatio, auch der gefäßbedingten neurogenen Claudicatio spinalis.

Bei gleichzeitigem Vorliegen einer leichten Koxarthrose und einer spinalen Stenose wird die klinische Bedeutung der spinalen Stenosierung häufig unterschätzt, die Koxarthrose endoprothetisch versorgt mit dem Ergebnis des unveränderten Beschwerdebildes der Claudicatio spinalis.

Wichtigstes diagnostisches Kriterium ist die Anamnese. Der Claudicatio-spinalis-Idealpatient berichtet über eine weniger als 100 m kurze kreuz- und beinschmerzfreie Gehstrecke vom Fahrradständer in die Ambulanz, nachdem er den Weg zur Klinik schmerzfrei, langstreckig mit dem Rad zurückgelegt hat.

Er fällt sozusagen mit der anamnestischen Tür ins Haus, sie müssen nur noch die Höhe der Stenose festlegen.

Therapie

Eine wirksame, die Ursache behebende medikamentöse Therapie ist nicht möglich. Bei langfristiger Anamnese der degenerativen, spinalen Stenosierung ist die physikalische Therapie mit dem Ziel der Muskelkräftigung, der Entlordosierung der LWS und Haltungsverbesserung, evtl. unterstützt durch ein entlordosierendes Mieder bei dynamischen Stenosen anzuraten.

Bei langwieriger Schmerzanamnese und evtl. zunehmenden neurologischen Störungen ist die operative Therapie absolut indiziert. Es ist in fast allen Fällen eine deutliche Schmerzlinderung bis zur Schmerzfreiheit und insbesondere eine Besserung der Lebensqualität zu erzielen. Deshalb halten wir operative Eingriffe auch in höherem und höchstem Lebensalter für vertretbar.

Bei traumatischer Stenosierung des Spinalkanales ist die sofortige operative Aufrichtung und Stabilisierung erforderlich um im Sinne einer Ligamento taxis eine spontane Reposition zu erreichen. Gelingt dies nicht allein durch den dorsalen Eingriff, ist die zusätzliche ventrale Ausräumung und Überbrückung des Defektes mit autologen Knochen (Beckenkamm) oder Wirbelkörperersatz erforderlich.

Literatur

1. Sarpyener MA (1945) Congenital stricture of the spinal canal. J Bone Jt Surg 27:70–79
2. Stöhr M (1996) Neurogene Formen der Claudicatio intermittens. In: Matzen KA, (Hrsg) Chronischer Kreuzschmerz alter Menschen. Zuckschwerdt Verlag, München Bern Wien New York, S 13–16
3. Verbiest H (1984) Stenose des knöchernen lumbalen Wirbelkanals. In: Hohmann D et al (Hrsg) Lendenwirbelsäulenerkrankungen mit Beteiligung des Nervensystems, Neuroorthopädie 2. Springer, Berlin Heidelberg New York Tokio, S 231–270
4. Verbiest H (1949) Sur certaines formes rares de compression de la queue de cheval. I. Le sténoses ossenes du canal vertébral. Hommage á Clovis Vincent. Maloine, Paris
5. Vogel P (1984) Klinik des engen Spinalkanals. In: Hohmann D et al (Hrsg) Lendenwirbelsäulenerkrankungen mit Beteiligung des Nervensystems, Neuroorthopädie 2. Springer, Berlin Heidelberg Ney York Tokio, S 207–212
6. Wohlgemuth WA, Rottach KG, Stöhr M (1999) Intermittent claudication due to ischaemia of the lumbosacral plexus. J Neurol Neurosurg Psychiatry 67:793

3 Neurologische Aspekte des engen lumbalen Spinalkanals

T. Vogt

∎ Einleitung

Bei dem „engen lumbalen Spinalkanal" handelt es sich um ein formal gut abgegrenztes und charakterisiertes Krankheitsbild, das aber vor dem Hintergrund des sehr häufigen Symptoms „Rückenschmerz" sorgfältig abgegrenzt werden muss. Hierbei ist zu berücksichtigen, dass sich in ca. 50% aller Fäle bei älteren Patienten degenerative Veränderungen der LWS, teilweise auch mit deutlicher Einengung des Spinalkanaldurchmessers finden ohne dass die Mehrzahl dieser Patienten unter Rückenschmerzen leiden.

Es gilt also anamnestisch, klinisch und mit Hilfe von elektrophysiologischer Zusatzuntersuchung nach Brückensymptomen zu suchen, die einen Bezug zwischen dem Beschwerdebild und den radiologisch diagnostizierten Veränderungen herstellen (Abb. 3.1). Genauso wichtig ist eine Ausschlussdiagnostik ernsterer anderer Ursachen, um insbesondere neoplastische Veränderungen nicht durch eine zu unkritische Diagnosestellung zu übersehen Tabelle 3.1).

Das typische klinische Korrelat des anatomisch eingeengten lumbalen Spinalkanals ist die Claudicatio spinalis (C.s.), die sich in 3 verschiedenen Erscheinungsformen bemerkbar machen kann (Abb. 3.2).

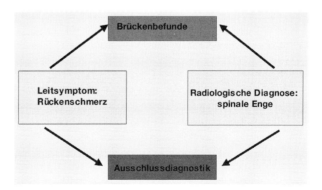

Abb. 3.1. Diagnostische Beziehung zwischen klinischen und radiologischen Befunden beim Syndrom des engen Spinalkanals

Tabelle 3.1. Differenzialdiagnosen der Lumbalkanalstenose

Spinal
- Maligne Prozesse
- Entzündungen (Neuroborreliose, Zoster)
- Pseudoenge durch Wurzelhypertrophie

Plexus
- Diabetische Plexopathie
- Neuralgische Plexusamyotrophie

Peripher
- Mononeuritis multiplex
- Polyneuropathie

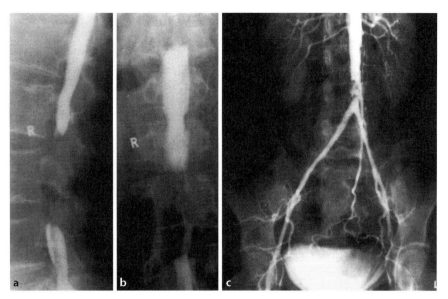

Abb. 3.2 a–c. Typische Befunde bei **a, b** neurogener Claudicatio spinalis (C. s.) mit deutlicher Einengung des lumbalen Spinalkanals in der Myelographie und **c** vaskulär-ischämischer C. s. bei angiographisch nachweisbarer Stenose der distalen Aorta

Die neurogene C. s. ist durch eine direkte Kompression der Cauda equina durch degenerative Einengungen bedingt. Sie ist klinisch durch einen tiefsitzenden, bohrenden Schmerz charakterisiert, der typischerweise in den frühen Morgenstunden auftritt, sich unter Bewegung zunächst bessert, bei stärkerer Belastung aber wieder zunimmt. Auffällig ist eine deutliche Abhängigkeit von der Körperhaltung: Während eine Hyperlordosierung der LWS den Durchmesser des Spinalkanals verringert und eine Schmerzverstärkung bewirkt, führt eine Kyphosierung zu einer gewissen Erweiterung und zu einem Nachlassen der Beschwerden.

Die vaskuläre Claudicatio spinalis ist Folge einer arteriosklerotischen arteriellen Verschlusskrankheit von der die lumbalen Spinalarterien und insbesondere die A. radikularis magna betroffen sind.

Sie tritt infolge einer passageren Ischämie der Cauda equina unter Belastungssituationen auf, wie etwa beim Bergauf gehen. Charakteristischerweise berichten die Patienten von symmetrisch distal aufsteigenden Missempfindungen und Schmerzen.

Eine monoradikuläre Claudicatio spinalis kann entweder Folge einer passageren mechanischen Kompression einer Wurzel sein, seltener auch durch eine lokale Ischämie auftreten.

Häufig sind diese 3 verschiedenen Formen nicht exakt voneinander abgrenzbar und sowohl die Kompression als auch vaskuläre Faktoren werden eine Rolle spielen. Man geht davon aus, dass bei Belastung eine Ischämie der Cauda equina auftritt, insbesondere im Bereich der Wasserscheide zwischen der peripheren Versorgung durch intermediäre Segmentarterien und der zentralen Versorgung vom Rückenmark aus. Diese Zone der geringsten Vaskularisation liegt etwa 2/3 distal des Myelons und somit zumeist in Höhe der unteren LWS-Abschnitte und erscheint besonders vulnerabel für zusätzliche mechanische Faktoren.

Bei der klinischen Untersuchung sind die Muskelkraft und Trophik, die Körperhaltung und Bewegung zu beurteilen um etwa Fehlhaltungen oder Ausweichbewegungen zu erfassen. Die Untersuchung der Muskeleigenreflexe dient zur Höhenlokalisation, Störungen des Berührungs-, Schmerz- und Temperaturempfindens sowie des Vibrationssinnes können auf eine radikuläre Läsion hinweisen, sind infolge einer diffusen Caudasymptomatik aber oft polyradikulär.

Leider findet sich bei der Claudicatio spinalis im Intervall in 60–70% der Patienten ein unauffälliger klinischer Befund. Um die Wertigkeit einer radiologisch nachgewiesenen Enge beurteilen zu können, kann mit Hilfe elektrophysiologischer Zusatzuntersuchungen nach okkulten Läsionen oder funktionellen Veränderungen gesucht werden. Tabelle 3.2 gibt einen Überblick über die zur Verfügung stehenden Verfahren.

Tabelle 3.2. Übersicht über technische Untersuchungsverfahren

- Elektromyographie
- Neurographie
- Magnetevozierte Potenziale (MEP)
- Somatosensibel evozierte Potenziale (SSEP)

Elektroneurographie und Myographie (EMG)

Die Elektroneurographie gibt Auskunft über die Anzahl und Leitfähigkeit von motorischen und sensiblen Nervenfasern. Der Nerv wird stimuliert und ein sensibles Aktionspotenzial direkt abgeleitet während sich die motorische Neurographie des nachgeschalteten Muskels als Indikator bedient. Gut beurteilen lassen sich aber nur periphere Nervenabschnitte, die F-Welle erlaubt bedingt eine Beurteilung proximaler Abschnitte der peripheren Nerven bzw. deren Wurzeln.

Im EMG zeigt Spontanaktivität (positive scharfe Wellen, Fibrillationen) eine akute Denervation an und belegt eine axonale Schädigung. Veränderungen der Willkürpotenziale in Form von Verbreiterungen und Polyphasien zeigen verschiedene Stadien der Regeneration an (Abb. 3.3). Der Wert der Untersuchung liegt darin, diskrete Veränderungen zu objektivieren, die klinisch oft nicht erfasst werden können sowie die Abgrenzung von rein schmerzbedingter Minderinnervation von tatsächlichen Paresen. Bei der Untersuchung ist es wichtig, neben den Kennmuskeln auch die pa-

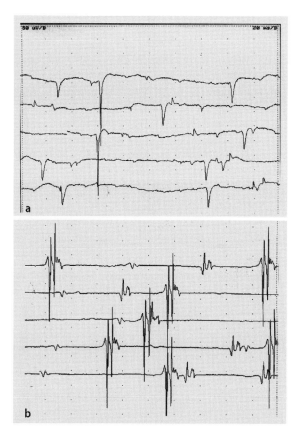

Abb. 3.3 a, b. Pathologische Spontantätigkeit mit positiven scharfen Wellen (PSW) und Fibrillationen **a** als Ausdruck aktueller Denervation und polyphasische Potenziale **b** bei frischem neurogenen Umbau

ravertebrale Muskulatur zu untersuchen, da nur durch den gleichzeitigen Nachweis distal und proximal eine radikuläre Lokalisation bestätigt wird [4]. Das Ausmaß einer Denervation kann entscheidend für die Dringlichkeit einer OP sein.

Technisch ist hierbei zu beachten, dass 3–4 Tage nach einer Myelographie artifizielle Spontantätigkeit auftreten kann, die zu einer Fehlinterpretation führen kann.

Magnetevozierte Potenziale (MEP)

Die zentralen und proximalen peripheren Abschnitte der motorischen Bahnen lassen sich mit magnetevozierten motorischen Potenzialen (MEP) untersuchen. Durch Hochvoltspulen lässt sich ein Magnetfeld erzeugen, welches knöcherne Strukturen ohne Verlust durchdringen kann und über einen Induktionsstrom eine nervale Struktur erregen kann [3]. Bei der Fragestellung einer spinalen Enge wird der motorische Kortex und die Nervenwurzel lumbal stimuliert und ein motorisches Antwortpotenzial von verschiedenen Muskeln abgeleitet, wobei die Ableitung vom M. tibialis anterior standardisiert ist. Aus der Latenzdifferenz errechnet sich die zentrale Leitzeit für die Pyramidenbahn, wobei zu berücksichtigen ist, dass die Wurzel erst im Foramen intervertebrale erregt wird, da hier die größte Stromdichte auftritt, so dass die Leitcharakteristik der intraspinalen Abschnitte der Cauda equina eher in der zentralen Leitzeit abgebildet wird (Abb. 3.4).

Baramki et al. untersuchten die Sensitivität der MEP bei 30 Patienten mit Claudicatio spinalis und einer lumbalen Enge nach CT-Myelogramm [1]. Die Befunde wurden mit denen von 19 gesunden Probanden verglichen. Im Vergleich zu den Kontrollen war die Gesamtleitzeit (GLZ) signifikant verlängert. Sie nahm nach Belastung bis zum Auftreten von Beschwerden noch einmal signifikant zu. In der Einzelanalyse zeigten 19 Patienten (63%) bereits vor der Belastung pathologisch eine GLZ, nach Belastung nahm die Anzahl auf 23 Patienten (79%) zu. Die Bedeutung dieser Befunde ist dadurch etwas eingeschränkt, dass die Sensitivität unterschiedlich war, je nachdem ob die Patienten klinische Auffälligkeiten zeigten oder nicht. 7 von 10 Patienten mit radikulären Symptomen hatten vor Belastung pathologische MEP, nach Belastung waren dies 10/10 während die Zahl der klinisch unauffälligen Patienten mit pathologischem MEP nach Belastung nur von 12 (60%) auf 13 (65%) stieg.

Es erscheint dennoch sinnvoll, die MEP in ein elektrophysiologisches Untersuchungsprogramm bei diesem Patientenkollektiv aufzunehmen, da die Sensitivität nativ bereits deutlich höher ist als die klinische Untersuchung und auch relativ charakteristische Muster eine andere Ursache eventueller neurologischer Auffälligkeiten abgrenzen lassen.

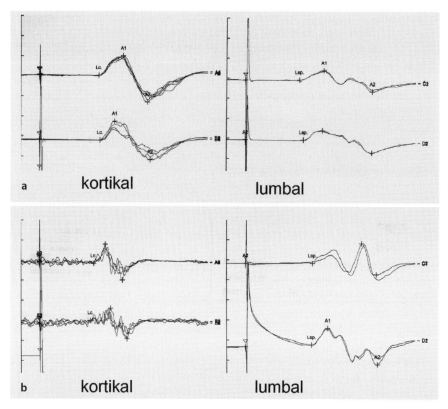

Abb. 3.4 a, b. MEP vom kontralateralen M. tibialis anterior bei Stimulation des Motorkortex (rechts: obere Spur rechtshemispherisch, untere Spur linkshemispherisch) sowie bei lumbaler Stimulation (links). **a** zeigt die Befunde einer gesunden Kontrollperson, **b** die deutlich verzögerte Gesamtleitzeit und leicht verzögerte periphere Latenz bei ausgeprägter lumbaler Stenose

Somatosensibel evozierte Potenziale (SSEP)

Die afferenten Bahnen lassen sich mit Hilfe der somatosensibel evozierten Potenziale (SSEP) untersuchen. Sie stellen Potenziale dar, die durch Spannungsdifferenzen oder Impedanzänderungen im Bahnverlauf der peripheren Nerven, des Rückenmarks und des Gehirns erzeugt werden. In der klinischen Routine werden die somatosensiblen Hinterstrangafferenzen der epikritischen Sensibilität nach Reizung des Hauptstammes gemischter Nerven untersucht [2]. Allerdings ist hier die Sensitivität bezüglich einer Wurzelschädigung gering, insbesondere wenn die Symptomatik monoradikulär ist [9]. Etwas günstiger scheint die Ableitung von Dermatom-SSEP zu sein, die jedoch häufig technisch unbefriedigend sind. In einem eher experimentellen Stadium befindet sich die Ableitung von schmerzevozierten Potenzialen. Im Gegensatz zu den somatosensorischen EP zeigen letztere oft kaum eine segmentale Überlappung, so dass theoretisch eine exaktere Derma-

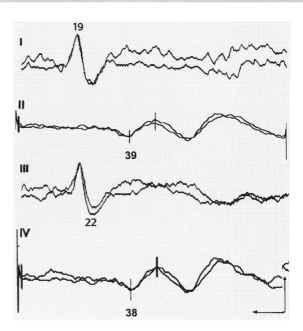

Abb. 3.5. Normale SSEP bei Ableitung von L1 (**I** Reizung rechts, **III** Reizung links) und von Cz (**II**, **IV**)

tomzuordnung möglich ist. Die Reizung erfolgt beim N. tibialis am Malleolus medialis. Abgeleitet wird ein lumales Potenzial über L1 sowie das kortikale Antwortpotenzial P40 über Cz (Abb. 3.5). In der Interpretation werden Absolutlatenzen und die Amplitudengröße berücksichtigt, die jedoch große Schwankungsbreiten aufweisen. Hilfreich ist insbesondere bei der Fragestellung der lumbalen Enge die Bewertung relativer Latenzen (proximal/distal oder Seitenvergleich).

Die Empfindlichkeit der SSEP-Untersuchung in Bezug der Relevanz einer spinalen Stenose wird in der Literatur nicht einheitlich bewertet. Eine Sensitivität von 93%, wie sie in einer Untersuchung von Snowdon et al. angegeben wird, erscheint jedoch zu hoch [8].

Bei den SSEP kann auch versucht werden, durch Ableitungen vor und nach Belastung bzw. nach Auftreten von belastungsindizierten Beschwerden eine Objektivierung der funktionellen Beeinträchtigung zu optimieren. Hierbei lassen sich im pathologischen Fall Latenzverzögerungen und eine Abnahme der Amplituden bis hin zum Potenzialausfall beobachten, es gibt aber auch Einzelfälle in denen die Latenz kürzer wird (Abb. 3.6–3.8). Ursache hierfür sind vermutlich bislang unklare Fazilitationsmechanismen.

Kontrollierte Daten hierüber liegen bislang aber nur in begrenztem Umfang vor, da methodische Schwierigkeiten zu berücksichtigen sind. Die Beschwerden sind oft nicht regelhaft auslösbar, das Ausmaß der individuellen Belastung bis zum Auftreten von Beschwerden ist sehr variabel, die Ableitungen sind lumbal technisch oft mangelhaft und die Ergebnisse sind häufig nicht gut reproduzierbar. Nach Konsolidierung dieser methodischen

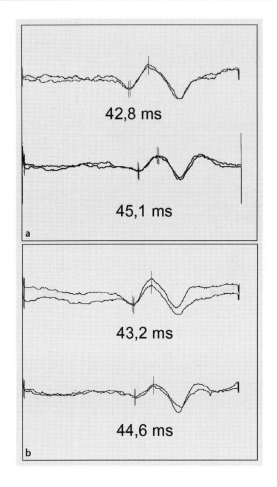

Abb. 3.6a, b. Kortikale Antworten P40 nach N. tibialis Reizung vor (*obere Spur*) und nach Belastung (*untere Spur*). Es kommt zu einer deutlichen Latenzverzögerung

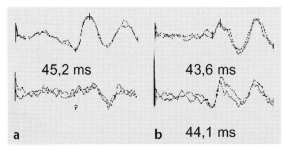

Abb. 3.7a, b. Leicht verzögerte Tibialis SSEP bds. Nach Belastung lässt sich bei Reizung links keine P40 mehr ableiten

Schwächen wird die Anwendung von Belastungs-SSEP dennoch sinnvoll sein.

Eine weitere besondere Bedeutung haben SSEP-Untersuchung im Rahmen eines intraoperativen Monitorings. Norcross-Nechay et al. [6] konnten zeigen, dass es im Laufe einer lumbalen Dekompressionsoperation in bis

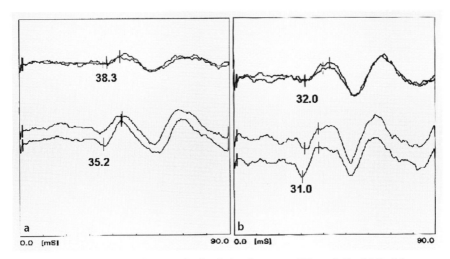

Abb. 3.8. Paradoxe Latenzverkürzung der kortikalen Antworten P40 nach N. tibialis Reizung vor (*links*) und nach Belastung (*rechts*)

zu 15% zu intraoperativen pathologischen SEP-Veränderungen kommt, deren intraoperative Rückbildung gut mit dem postoperativen Outcome korreliert. 9 von 12 Patienten mit einem unilateralen intraoperativen SEP-Ausfall der durch den Eingriff rückgängig gemacht wurde, hatten keine persistierenden Ausfälle, die 3 Patienten mit bleibendem SEP-Ausfall zeigten auch 9-24 Monate nach der OP noch deutliche neurologische Residuen [6].

Literatur

1. Baramki HG, Steffen T, Schondorf R, Aebi M (1998) Motor conduction alterations in patients with lumbar spinal stenosis following the onset of neurogenic claudication. Eur Spine J 8:411-416
2. Chiappa KH (1990) Short-latency somatosensory evoked potentials: Methodology. In: Chiappa KH (ed) Evoked potentials in clinical medicine, 2nd Edn. Raven Press, New York, pp 307-370
3. Claus D (1990) Central motor conduction: method and normal results. Muscle Nerve 13:1125-1132
4. Fisher M (2002) Electrophysiologiy of radiculopathies (Review). Clin Neurophysiol 113:317-335
5. Hanai K (1980) Dynamic measurement of intraosseus pressures in lumbar spinal vertebrae with refernce to spinalcanal stenosis. Spine 5:568-574
6. Norcross-Nechay K, Mathew T, Simmons JW, Hadjipavlou A (1999) Intraoperative somatosensory evokel potential findings in acute and chronic spinal canal compromise. Spine 24:1029-1033
7. Parke WW, Gamell K, Rothman RH (1981) Arterial vascularisation of the cauda equina. J Bone Joint Surg [Am] 63:53-62

8. Snowdon ML, Haelkorn JK, Kraft GH et al (1992) Dermatomal somatosensory evoked potentials in the diagnosis of lumbosacral spinal stenosis. Muscle Nerve 15:1036–1044
9. Yiannikas C (1990) Short-latency somatosensory evoked potentials in peripheral nerve lesions, plexopathies, radiculopathies and spinal cord trauma. In: Chiappa KH (ed) Evoked potentials in clinical medicine, 2nd edn. Raven Press, New York, pp 439–468

4 Der enge Spinalkanal: Bildgebende Verfahren

G. ZÖLLNER, J.-L. DIETEMANN

▍ Einleitung

Bei der Abklärung des engen Spinalkanals spielen die bildgebenden Verfahren, Standardröntgen, Computertomographie (CT), Magnetresonanztomographie (MRT), Myelographie und Myelo-CT eine wichtige Rolle. Erlauben sie es doch, einen Blick in den Spinalkanal zu werfen, der sonst dem Auge des klinischen Beobachters verborgen bleibt. Da es sich hierbei jedoch um Bilder handelt, die mit physikalischen Verfahren und ihrer begrenzten Raum- und Dichteauflösung arbeiten, hat jedes Verfahren seine spezifischen Probleme die anatomische Realität wiederzugeben. Hinzu kommt, dass der enge Kanal nicht nur anatomisch, sondern auch klinisch funktionell definiert ist. Die Konditionen unter denen die Klaudikation nach einer gewissen Gehstrecke in aufrechter Position auftritt und die als das Hauptsymptom des engen Lumbalkanals angesehen wird, sind schwer in den Apparaten der klinischen Bildgebung zu simulieren. Hier liegt gerade das Problem: eine klinisch funktionelle Diagnose wird mit einem Attribut „stenotisch" versehen, die eine simplistisch geometrische Betrachtungsweise geradezu nahe legt, mit der man aber in der klinischen Realität bei weitem nicht alles erklären kann und die einer differenzierten Betrachtungsweise weichen muss.

Bei der spinalen Stenose handelt es sich also um ein Syndrom, bei dem verschiedene pathoanatomische, klinische und radiologische Konzepte aufeinandertreffen, was gewisse Differenzen bei der Betrachtung durch die verschiedenen Disziplinen erklärt. In diesem Artikel werden die radiologischen Gesichtspunkte behandelt. Es wird die Semiologie des engen Spinalkanals dargestellt und auf die Problematik der bildgebenden Verfahren eingegangen.

„Evidence based Medicine"

Die wissenschaftliche Untersuchung, die am ausführlichsten die Problematik des engen Spinalkanals, insbesondere des Lumbalkanals behandelt, wurde von der amerikanischen Gruppe für „evidence based medicine" veröffentlicht [5] und kann im Internet nachgelesen werden.

Sie untersucht in einer Metaanalyse Diagnose und Behandlung der degenerativen lumbalen spinalen Stenose. Deren Ergebnisse kurz zusammengefasst und die Bildgebung betreffend sind:

Patienten mit einem kongenital schmaleren Spinalkanal entwickeln mehr Symptome, Patienten mit symptomatischer lumbaler spinaler Stenose haben kleinere Kanäle und es besteht eine beträchtliche Überdeckung zwischen den spinalen Durchmessern der Patienten mit und ohne Diagnose einer lumbalen spinalen Stenose. Klinische Zeichen und Symptome scheinen nicht vorauszusagen, ob die Resultate der bildgebenden Verfahren eine Stenose zeigen werden. Die Schwere der Hauptsymptome, Radikulopathie und Kaudasyndrom, können nicht den Grad der gefundenen Stenose vorhersagen. Lumbago und Ischiasschmerz sind deutlich mit einer Bandscheibenhernie aber nicht mit einer Stenose korreliert. Eine abschließende Antwort auf diese Fragen wird erst durch besser geplante und statistisch einwandfreie Studien erfolgen können.

Keine der publizierten Studien lieferte die Daten, die beweisen, dass bestimmte Zeichen bei der Bildgebung bessere Resultate nach Chirurgie vorhersagen. Kein Artikel enthielt genügend Informationen, um eine Korrelation zwischen bildgebenden Verfahren und chirurgischen Resultaten zu demonstrieren. Diese Analyse schließt mit einem Appell an die Medizinergemeinde, doch endlich statistisch einwandfreie Studien mit klarer Fragestellung und Antwort vorzulegen. Wie so oft in der Medizin ist dies in der rauen Wirklichkeit der täglichen klinischen Arbeit nicht so einfach und es wird wahrscheinlich noch lange dauern, bis diese Fragen wissenschaftlich einwandfrei beantwortet sind.

Für den engen Zervikalkanal liegt eine solche Metaanalyse noch nicht vor.

Spinale Stenose

Die spinale Stenose ist eine Verengung des Spinalkanals oder des Wurzelkanals, wobei der Grad der Verengung, die auftreten muss, um von Stenose zu sprechen, nicht klar definiert ist. Im lumbalen Bereich ist sie klinisch definiert durch die Klaudikation, die Unfähigkeit nach einer gewissen Gehstrecke weiterzugehen, wobei die vaskulär ischämisch bedingte Klaudikation davon abzugrenzen ist. Im zervikalen Bereich handelt es sich meist um Zeichen einer Medullakompression mit erhöhten Reflexen und Pyramidenzeichen (Babinski). Hinzu kommt oft eine Zervikobrachialneuralgie. Da ein

Minimaldurchmesser, ab dem man von Stenose spricht, schwer zu definieren ist, wäre es besser, dass man eher von einer Beschreibung des Effekts der Stenose auf sensible Strukturen, wie Medulla, Nervenwurzel und Dura ausgeht, um den Effekt einer Stenose zu beschreiben. Die Beschreibung erfolgt in Termen wie Kompression oder Deformierung und nur die MRT kann das weitere Zeichen „hyperintense Läsion" der Medulla hinzufügen, das einen pathogenen Charakter der Kompression beweist.

Der erfahrene Radiologe und Diagnostiker verlässt sich bei einem Befundbericht weniger auf die Maße: er hat seinen Maßstab im Gedächtnis. Das heißt er vergleicht was er sieht mit Bildern seiner Erfahrung und wird ohne Messungen durch Vergleich mit anatomischen Strukturen wie Wirbelgelenken und Wirbelkörper feststellen können, dass der Kanal relativ eng ist. Darüberhinaus müssen detailliert die Auswirkungen einer Stenose auf die empfindlichen neuralen Strukturen beschrieben und am Ende mit den klinischen Zeichen verglichen werden. Bei der Beschreibung von Zeichen, die von vornherein keinen klinischen Bezug haben, wird man sich etwas kürzer fassen. In der Beurteilung werden dann die radiologischen und klinischen Zeichen korreliert und der pathogene Charakter der radiologischen Zeichen diskutiert und bewertet. Zusammenfassend ist es sinnvoll im radiologischen Befundbericht zunächst die radiologischen Zeichen zu beschreiben und in der Beurteilung mit den klinischen Zeichen zu konfrontieren.

Zentrale und laterale Stenose

Man unterscheidet die zentrale Stenose und die laterale Stenose, wobei es sich bei der zentralen Stenose um eine Einengung des Zentralkanals und bei der lateralen Stenose um eine Einengung des Wurzelkanals handelt. In der klinischen Praxis kommt jedoch häufig eine Kombination von beiden vor (Abb. 4.1) und es ist meist nicht möglich aus den klinischen Symptomen auf das isolierte Vorhandensein einer der beiden Formen zu schließen. Das hat wahrscheinlich damit zu tun, dass bei der zentralen Stenose alle

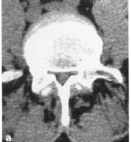
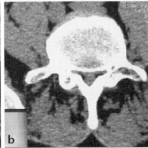

Abb. 4.1 a, b. Angeborene Lumbalstenose im CT (L5). Der Kanaldurchmesser ist klein in Relation zum Wirbelkörper, die Rezessi sind stenosiert. **a** = axialer Schnitt durch die Deckplatte L5; **b** = axialer Schnitt etwas unterhalb der Deckplatte

Wurzeln der Cauda innerhalb des Duralsacks komprimiert werden können und damit die Symptome einer Kompression des Wurzelkanals durch eine zentrale Stenose hervorgerufen werden.

Foraminalstenose

Die Hypertrophie der Gelenkfacetten oder des Ligamentum flavum zusammen mit einer Ossifikation führen im Prinzip zu einer Radikulopathie, aber zentrale und foraminale Stenose können aus dem oben diskutierten Grund meist nicht durch ihre Symptome unterschieden werden.

Angeborene oder erworbene Stenose

In der Tat sind die beiden Formen in einer großen Anzahl von Fällen assoziiert und eine kongenitale Stenose allein erzeugt keine Symptome. Der Mensch lebt erst einmal 40 oder 50 Jahre mit seinem engen Kanal, ohne Beschwerden zu haben. Erst wenn zusätzlich erworbene Faktoren dazukommen, werden Symptome hervorgerufen, die dann im Alter auftreten (Abb. 4.2).

In der französischen Nomenklatur wird zwischen der „sténose canalaire" (angeborene Stenose) und dem „rétrécissement canalaire" (erworbene Stenose) unterschieden. Vielleicht wäre es gut, im Deutschen von einer angeborenen „Stenose" und einer erworbenen „Einengung" zu reden. Aufgrund der häufigen Koexistenz beider Formen scheint diese semantische Differenzierung jedoch nicht absolut notwendig.

Die konstitutionellen (angeborenen) Stenosen sind entweder idiopathisch oder treten auf im Rahmen von Dysplasien (Achondroplasie (Abb. 4.3), Arteriohepatische Dysplasie, diastrophische Dysplasie, Gordon-Syndrom, Hypochondroplasie, Smith-McCort-Syndrom, Weill-Marchesani-Syndrom und von Dysostosen (cheirolumbale Dysostose, Gorlinsche Nævomatosis basozellularis und oculo-vertebrales Syndrom von Wyers).

Oft treten Lumbale und zervikale Stenosen gemeinsam auf (Abb. 4.4). Unter den für eine Stenose oder für das Dekompensieren einer Stenose verantwortlichen erworbenen Anomalien stellen die degenerativen Veränderungen der Gelenkmassive den Hauptfaktor dar (Abb. 4.5 und 4.6). Diese degenerativen Veränderungen werden von einer Hypertrophie der Gelenkmassive begleitet, die den Durchmesser des Wurzelrezessus reduziert. Außerdem sind diese degenerativen Veränderungen Ursache einer Instabilität mit Wirbelgleiten, die auch degenerative Spondylolisthesis (von den Neurochirurgen Pseudospondylolisthesis) genannt wird, wenn eine Bandscheibendegeneration zusätzlich auftritt. Dieses degenerative Wirbelgleiten trägt zu einer weiteren Verengung bei (Abb. 4.7). Die Struktur, die hier jedoch

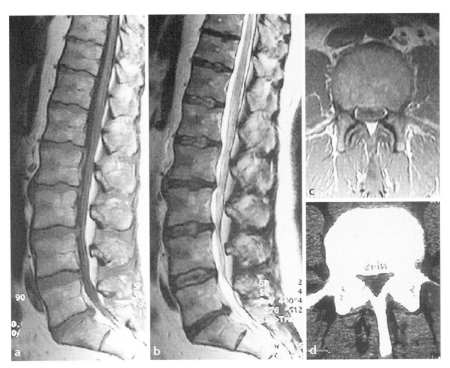

Abb. 4.2 a–d. Angeborene lumbale Stenose verstärkt durch Multietagenprotrusionen und eine kleine mediane Diskushernie auf der Etage L5/S1. Der Duralsack ist am stärksten auf L3/4 eingeengt, ohne Zeichen eines pathogenen Charakters im Kernspin. **a** = Kernspin sagittal T1 gewichtet; **b** = Kernspin sagittal T2 gewichtet; **c** = Kernspin axial T1 gewichtet; **d** = CT axial L3

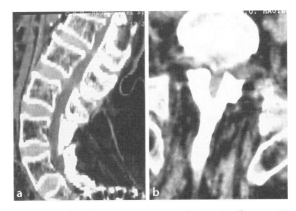

Abb. 4.3 a, b. Angeborene Stenose bei einem achondroplastischen Zwerg, der erst im Alter von 50 Jahren eine S1-Symptomatik entwickelte. Auf Höhe von L5/S1 ist der Kanal erheblich stenosiert: Aggravation durch posteromedianen Osteophyten. **a** = CT, sagittale Rekonstruktion; **b** = CT axial L5/S1

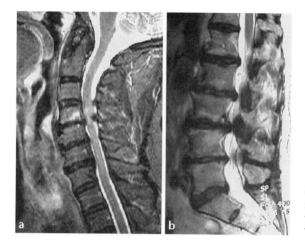

Abb. 4.4. Assoziation lumbaler und zervikaler Stenose mit hyperintenser Läsion der Medulla auf der Höhe von C4. **a** = Kernspin sagittal (HWS) T2 gewichtet; **b** = Kernspin sagittal (LWS) T2 gewichtet

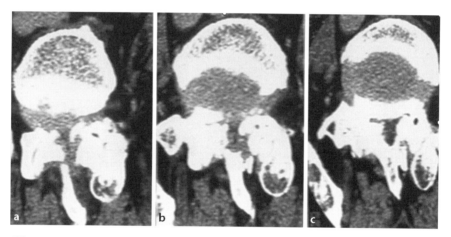

Abb. 4.5. Laterale und zentrale Stenose durch erworbene Faktoren: Hypertrophie der Gelenkmassive CT: **a** und **b** auf Bandscheibenhöhe; **c** = etwas unterhalb der Bandscheibe

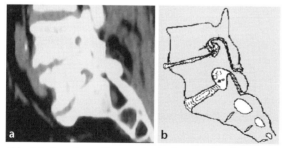

Abb. 4.6. Erworbene Stenose durch degenerative Hypertrophie der kleinen Wirbelgelenke, man beachte die Enge der Rezessi L5 (klinisch Schmerzen L5/S1 bilateral). **a** = CT, sagittale Rekonstruktion; **b** = Schema

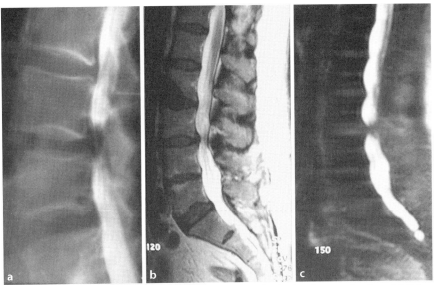

Abb. 4.7 Erworbene Stenose (Diskusprotrusion) aggraviert durch eine degenerative Spondylolisthesis, am besten sichtbar in der Myelographie (Profil in aufrechter Position). **a** = Myelographie; **b** = Kernspin T2 gewichtet; **c** = Kernspin-„Myelographie"

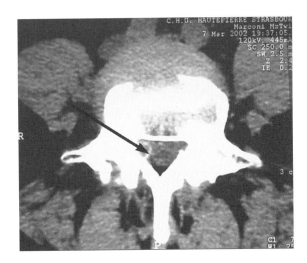

Abb. 4.8. Laterale Stenose durch eine Synovialzyste (klinisch Lumboischialgie L5 rechts). Therapie durch Kortikoidinfiltration (CT axial)

am frühesten eingeengt wird, ist nicht der Zentralkanal, sondern das Foramen. Synovialzysten (Abb. 4.8) können zusätzlich zu den degenerativen Veränderungen auftreten. Andere erworbene Faktoren, die eine Stenose dekompensieren können sind die Hypertrophie des epiduralen Fetts (Abb. 4.9), die Verknöcherung des hinteren Längsbandes, die selten auf Lendenniveau und häufiger im Zervikalbereich auftritt und die Hypertrophie und/oder Verknöcherung der Ligamenta flava (Abb. 4.10). Hinzu kommen hy-

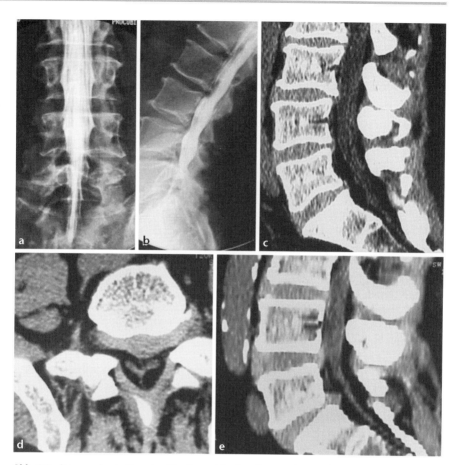

Abb. 4.9. Stenose durch Hypertrophie des epiduralen Fetts. **a**, **b** = Myelographie; **c** = sagittale CT Rekonstruktion; **d** = CT axial; **e** = CT sagittal. (**a**, **b**, **c** Patient 1, **d**, **e** Patient 2)

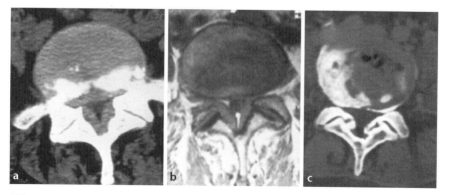

Abb. 4.10 a–c. Stenose durch Hypertrophie und Verkalkung des Ligamentum flavum (**a** = CT, **b** = Kernspin und **c** = CT

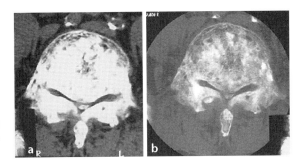

Abb. 4.11 a, b. Lumbale Stenose M. Paget. **a** = CT, Weichteilfenster; **b** = CT, Knochenfenster

pertrophierende Knochenstrukturen im Rahmen einer Paget-Krankheit (Abb. 4.11), einer Fluorose, einer ankylosierenden Spondylarthritis, einer Akromegalie, einer renalen Osteodystrophie, einer Forestier-Krankheit oder einer Hypoparathyreoidie. Posttraumatische Veränderungen können ebenfalls zu einer Stenose führen.

Bildgebung

Die quantitative Technik, die versucht, klinische mit anatomischen Resultaten zu korrelieren, ist die Bildgebung. Klinische Studien verwenden weitgehend austauschbar Myelographie, CT oder MRT für die Bestätigung der Diagnose. Das Standardröntgen ist der Ausgangspunkt. Das Problem der Bildgebung der lumbalen und der zervikalen Stenose liegt darin, dass es keine allgemein anerkannte Theorie der Pathogenese gibt und aufgrund des multifaktoriellen Geschehens ein einziger Parameter zur Charakterisierung des pathologischen klinischen Bildes nicht ausreicht. Leider legt der Name Stenose nahe, dass gerade ein einziger Parameter, eben der Durchmesser oder die Kanalfläche zur Beschreibung des Geschehens ausreicht. Dies ist aber gerade nicht der Fall und eine globale Betrachtung des Kanals muss einer detaillierten Analyse der pathogenen Faktoren weichen.

Lumbale Stenose

Natürlich kann man definieren, dass ein anterioposteriorer Kanaldurchmesser, der kleiner ist als normal (13–23 mm), d.h. unter 12 mm, Kanalstenose heißt, dann haben aber 40% aller Personen über 50 Jahren eine Stenose und wir haben die Mehrzahl dieser Personen mit einem Attribut versehen, das therapeutische Maßnahmen, wenn nicht sogar eine Operation nach sich ziehen sollte, obwohl die Mehrzahl dieser Patienten gar keine Symptome hat. Es wurde ebenfalls vorgeschlagen, eine Kanalfläche unter

100 mm² als Stenose zu definieren, was aber komplizierter zu messen ist als der a.p.-Durchmesser und für die Praxis keine Vorteile bringt.

Auch ein a.p.-Duralsackdurchmesser < 10 mm wurde zur Definition der lumbalen Stenose herangezogen. Das Problem ist nur, dass Computertomographie und Standardröntgen es gar nicht erlauben, den Duralsack abzubilden. Als weiteres Problem hat sich herausgestellt, dass keine Korrelation zwischen Kanaldurchmesser und Symptomintensität besteht.

Wie kann sich nun der Radiologe hier aus der Affäre ziehen?

Wie so oft in einer Disziplin, in der es schwierig ist mit statistischen Methoden in einem multifaktoriellen Geschehen eindeutige Aussagen zu treffen, spielt die langjährige praktische und persönliche Erfahrung des Diagnostikers, die in einer langen Erfahrung aus Diskussionen mit Chirurgen eine erhebliche Rolle.

Im Folgenden sollen einige Leitlinien gegeben werden, die es erleichtern, Standardröntgen, CT, Kernspin und Myelographie zu interpretieren und die in der Mehrzahl der Fälle den Therapeuten, eventuell den Chirurgen und schließlich den Patienten zufrieden stellen können.

Das diagnostische Vorgehen besteht darin, zunächst eine angeborene Stenose festzustellen und dann im Detail die aggravierenden Faktoren zu analysieren und wenn möglich mit den klinischen Symptomen zu korrelieren. Das bedeutet, dass die klinischen Angaben der Anforderung eines bildgebenden Verfahrens vollständig und am besten in neurologischer Nomenklatur erfüllt sein müssen. Der Radiologe sollte ebenso über die Finessen der klinischen Angaben seiner Kollegen informiert sein.

Bildgebende Verfahren

Röntgen und CT sind die ersten bildgebenden Verfahren zur Erkennung der lumbalen Kanalstenose.

Die Röntgenaufnahme erlaubt eine grobe Abschätzung des knöchernen Kanaldurchmessers und der an der Stenose beteiligten knöchernen oder kalkdichten Faktoren. Sie zeigt auch grobe Veränderungen, wie Folgen von Frakturen und Tumoren. Die Funktionsaufnahmen in Flexion und Extension zeigen ein Wirbelgleiten mit eventuellen Rückwirkungen auf den Kanaldurchmesser und Funktionsstörungen der Beweglichkeit einzelner Segmente können festgestellt werden. Allerdings sagt die Röntgenaufnahme nichts über eventuelle Weichteilanomalien aus. Eine genauere Abbildung dieser Faktoren erfolgt im CT und in der MRT.

■ **Computertomographie (CT).** Manche Autoren fordern genaue Messungen des Kanaldurchmessers auf Pedikelhöhe von L2, L3, L4 und weniger häufig L5 sowie eine Vermessung auf Bandscheibenniveau L2/L3 (weniger häufiger involviert) sowie L3/L4, L4/L5 und L5/S1. Am besten trägt eine sagittale Rekonstruktion der Lendenwirbelsäule zur Abschätzung des angeborenen engen Kanals bei, wobei zumindest die Region von L2 bis S1 abgebildet werden sollte. Dabei ist der absolute Wert des Kanaldurchmessers nicht so wichtig und damit scheint auch der Streit, was denn nun besser sei, der Sagittaldurchmesser oder die Kanalfläche, illusorisch. Ob man mit einer Spirale oder mit einer Einzelschnittakquisition arbeitet, ist in der Zeit der 16-Schnitt-Spiral-CTs nicht mehr zu diskutieren. Auf den älteren Maschinen sollte man eine Einzelschnittakquisition der Spirale vorziehen. *Cave*: Die Abschätzung des Kanaldurchmessers auf Bandscheibenniveau wird am liegenden Patienten durchgeführt. In dieser Lage können die Durchmesser im Vergleich zum aufrechten Patienten erhöht sein.

Die aggravierenden Faktoren, die sowohl einen knöchernen Charakter als auch einen Weichteilcharakter haben können, werden weitgehend mit CT und noch etwas besser mit dem Kernspin abgebildet. Jedoch hat auf der einen Seite die CT den Vorteil dünnerer Schichten (1–2 mm) und damit einer feineren geometrischen Auflösung und einer klareren Abbildung der knöchernen Strukturen oder Ossifikationen. Dagegen arbeitet die MRT mit einer etwas höheren Schichtdicke (3 mm), hat aber aufgrund ihrer physikalischen Eigenschaften eine höhere Sensibilität für Weichteilanomalien als die CT. Ein Problem der CT ist, dass die Standarduntersuchung ohne Kontrastmittelinjektion durchgeführt wird und damit schon einmal ein isodenses Diskusfragment oder ein intrakanaläres Neurinom oder Meningeom dem Nachweis entwischen kann. In diesem Fall hat die MRT Vorteile. Im Allgemeinen bietet die CT eine gute Darstellung von Bandscheibenvorfällen sowie einer eventuellen Verdickung der Ligamenta flava.

▌ **Lumbale Myelographie, Radiculosaccographie.** Im Gegensatz zur nichtinvasiven CT-Untersuchung handelt es sich bei der lumbalen Myelographie um eine invasive Untersuchung, die mit einigen Unannehmlichkeiten, wie dem Lumbalpunktionssyndrom und einer eventuellen Kontrastmittelreaktion verbunden sein kann. Der große Vorteil der Myelographie ist, dass sie (i.d.R.) in aufrechter Position unter dem Gewicht des Körpers und unter dynamischen Bedingungen wie Flexion und Extension durchgeführt wird (Abb. 4.12 und 4.13). Sie ermöglicht eine sichere Lokalisierung der Stenosenhöhe und eine klare Abschätzung des pathogenen Charakters der Wirbelsegmente. Sie ermöglicht die sichere Erfassung zentraler Stenosen, hat jedoch ihre Grenzen im foraminalen Bereich, wo sich die Wurzeltasche oft nur auf eine Länge von 5–10 mm darstellt und damit foraminale Stenosen nur teilweise oder gar nicht dargestellt werden. Laterale Stenosen werden nur im proximalen Abschnitt des lateralen Spinalkanals erfasst, soweit die Nervenwurzelscheiden kontrastmittelgefüllt sind. Die Myelographie erlaubt zusätzlich eine Darstellung der Nervenwurzel im Duralsack und ermöglicht damit eine Abschätzung der Kompression der Wurzel sowohl im Wurzeltaschen-, als auch im Zentralkanalbereich. Im Zentralkanal werden zusätzlich die bei der Stenose dilatierten epiduralen Venen dargestellt, die ein weiteres Zeichen des pathogenen Charakters der Stenose sind. Die hochauflösende Darstellung des Kanals und seines Inhalts durch die Myelographie allein kann durch ein postmyelographisches CT ergänzt werden mit einer noch kontrastreicheren Abbildung des Inhaltes des Duralsackes, der Nerven-

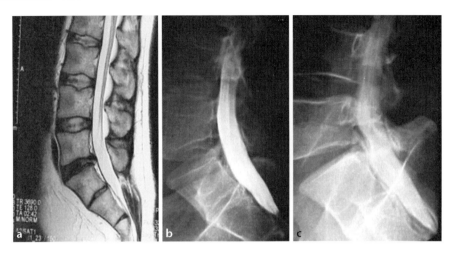

Abb. 4.12. Klinik: Klaudikatio nach 20 min. Die MRT (**a**) zeigt die Protrusion L5/S1, die keine Kompression erzeugt. Die Myelographie zeigt initial (**b**) keine Anomalie, dagegen nach 10 min aufrechter Position (**c**) einen Effekt der Protrusion auf den Duralsack

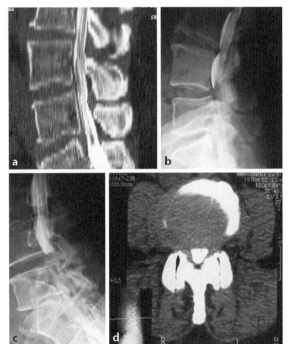

Abb. 4.13. Vergleich: Das Myelo-CT **a** zeigt keine Kompression des Duralsacks, dagegen zeigt die dynamische Myelographie (**b–d**) in Extension und aufrechter Position des Patienten einen Stopp (Klinik: Klaudikatio)

scheiden und der umgebenden Strukturen. Darüber hinaus kann im Gegensatz zur Myelographie die Natur der komprimierenden Struktur spezifiziert werden. Allerdings wird diese Untersuchung wieder beim liegenden Patienten durchgeführt, was zu einer Vernachlässigung der dynamischen und Belastungsfaktoren führt: „Besserung" der Stenose beim Myelo-CT! Das Postmyelo-CT trägt in 30% der Fälle zur Diagnose der Lumbalstenose bei, die mit Nativ-CT und MRT voruntersucht wurden.

Magnetresonanztomographie (MRT). Die MRT ist wahrscheinlich alleine betrachtet das leistungsfähigste Verfahren aufgrund ihrer hohen Weichteilauflösung und ihrer multiplanaren Darstellungsweise. Jedoch ist ihre Interpretation für den Nichtspezialisten schwieriger aufgrund einer mehr linienorientierten Darstellung und einer Vielzahl von Sequenzen, die insbesondere geschaffen wurden um das Problem der schwierigen Lesbarkeit der axialen Schichten zu lösen. Die MRT ist insbesondere bei Skoliosen schwer zu beurteilen und kann eine hochgradige Nervenkompression vortäuschen, obwohl im Myelogramm nur eine leichte Kompression sichtbar ist (Partialvolumeneffekt). Der große Vorteil der MRT liegt in der Darstellung der Medulla und ihrer Läsion ohne Kontrastmittelinjektion und ohne Strahlenbelastung und einer sagittalen Darstellung des unteren thorakalen und des lumbalen Wirbelkanals auf einer Sequenz. CT und MRT sind mit einer Sensitivität von 90% und einer Spezifität von 80% vergleichbar. Jedoch sollte bei der lumbalen CT-Untersuchung und Verdacht auf Stenose die Region L2/L3 mit einbezogen werden. Tatsächlich scheint ein schlüssiger Beweis zu fehlen, dass MRT die wirkungsvollste Modalität für spinale Stenosen ist [5]. Die Einschätzung wird durch das Fehlen von klinischen Studien erschwert, welche die Wirksamkeit der verschiedenen bildgebenden Modalitäten in der chirurgischen Planung messen [5]. Alle klinischen Studien, die über die Daten berichten, die MRT, CT oder Myelographie für die Diagnose der spinalen Stenose validieren, hatten einen oder mehr Fehler im Design oder Probleme, die sich nachteilig auf die Zuverlässigkeit oder die Anwendbarkeit der Resultate auswirkten [5]. Jede der fünf Studien, die CT oder MRT studierten, fand, dass die Empfindlichkeit der Querschnittsmodalität gleich oder besser ist als die Empfindlichkeit der Myelographie. Keine stellte fest, dass die Myelographie den Querschnittsmodalitäten überlegen war. Keine der Studien versuchte, die quantitativen Maße des Spinalkanals zu validieren [5].

Die Wiedergabe der dynamischen Aspekte ist ein wesentlicher Punkt für Myelographie und Myelo-CT. Die dynamische oder die MRT im Sitzen bleibt wenigen Zentren vorbehalten (offener Magnet). Myelographie und Myelo-CT sollten nach wie vor die Grundpfeiler der Stenoseabklärung vor chirurgischen Eingriffen sein, wenn die nichtinvasiven Methoden die klinischen Symptome nicht oder nur teilweise erklären können und wenn die pathogene Etage mit der Computertomographie oder mit Kernspin nur schwer zu definieren ist.

Keines der verwendeten Verfahren ist in der Lage, feine Veränderungen des arteriellen Blutflusses (postoperativ) festzustellen und in der Routine

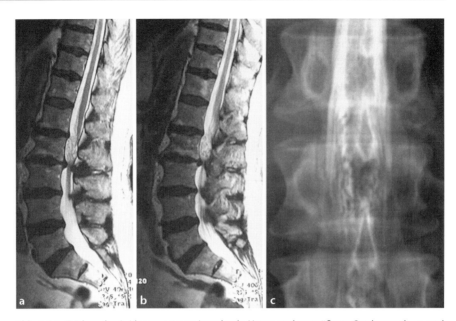

Abb. 4.14. Zeichen des Leidens: gestaute intradurale Venen und vergrößerte Caudawurzeln. **a** und **b** = Kernspin sagittal, T2-gewichtet; **c** = Myelographie

Tabelle 4.1. Vergleich der bildgebenden Verfahren

CT/MRT:
- Zentrale und laterale Stenose
- Diskushernie
- Degenerativ
- Ossifikation der Ligamente
- Epidurales Fett

Myelographie:
- Kraniokeudale Ausdehnung der Stenose
- Deg. Spondylolisthesis
- Dynamische Aspekte
- Aufrechte Akquisition

werden ebenfalls die Veränderungen der Dynamik des venösen Blutflusses nicht dargestellt. Die Myelographie kann noch am besten die gestauten intra- und epiduralen Vene darstellen, es werden jedoch keine dynamischen Faktoren abgebildet. Dies ist bedauerlich, da eine der Theorien der Pathogenese der Stenose diese Veränderungen in den Vordergrund stellt [1]. Allerdings kann man, wenn man genau analysiert, einen Stau der epiduralen Venen schon auf dem Nativ-CT vermuten und mit MRT und Myelographie besser sichtbar machen (Abb. 4.14). Weitere Faktoren, deren Zeichen in der Routinebildgebung oft nicht zu sehen und wenn, dann schwer beurteilbar sind, sind die Arachnoiditis, die postinfektiös aber auch postdiagnostisch (Myelographie) und vor allem postchirurgisch auftreten kann. Tabelle 4.1 fasst im Vergleich die bildgebenden Verfahren zusammen.

Präoperative Abklärung

Bildgebende Verfahren sind bei der Planung für die chirurgische Behandlung der lumbalen spinalen Stenose wesentlich. Der Chirurg muss, um den Umfang der Dekompression zu definieren, die individuelle knöcherne Anatomie kennen, und den Grad einer Stenose abschätzen können. Eine genaue Definition der Position der Stenose ist zum Vermeiden einer Operation auf dem falschen lumbalen Niveau wesentlich. Dabei gibt es keinen einzelnen präoperativen Plan, der für alle spinalen Stenosepatienten angebracht wäre. Kein Verfahren oder Kombination von Verfahren ist für jeden Fall richtig, und mehrfache Modalitäten werden in den meisten Fällen verwendet. Der Platz der Myelographie findet sich wesentlichen in der präoperativen Abklärung, wenn die nichtinvasiven Untersuchungen CT und MRT keine Klarheit gebracht haben und wenn dynamische Faktoren vermutet werden.

Kein klinischer Beweis ist zur Zeit verfügbar für den Effekt einer bestimmten bildgebenden Modalität auf chirurgische Resultate.

Eine Abschätzung der Sensitivität der bildgebenden Verfahren wird in [1] gegeben: Als klinischer Parameter wurde die Besserung der Klaudikation durch Kyphosierung verwendet:

0,81–0,97 je nach Autor   MRT

 0,7–0,99   CT

0,67–0,78   Myelographie

Bilder einer Lumbalstenose finden sich bei bei 21% der Personen, die älter als 60 Jahre sind [2] und die Bildgebung kann dabei bis 28% falsch positiv sein.

In der Mehrzahl der Publikationen ist der Grad der Stenose in der Bildgebung nur wenig mit den klinischen Zeichen oder mit den Resultaten der Chirurgie korreliert [4].

Es besteht eine Diskordanz zwischen dem Niveau der klinischen Beschwerden und der Höhe der Stenose bei der Bildgebung oder bei der Operation [1]. Schlechte Resultate kurz nach der Operation können nicht mit der Bildgebung vorhergesagt werden [1].

Zervikale Stenose

Die zervikale Kanalstenose ist definiert als eine Einengung des Kanals im Bereich der Halswirbelsäule (Abb. 4.15). Auch hier unterscheidet man zentrale und laterale Stenosen. Wie bei der lumbalen Stenose führen erworbene Faktoren dazu, dass es zu einer Kompression der Medulla (Abb. 4.16) und/oder den Nervenwurzeln führt. Man spricht von einer *relativen Stenose* bei einer Einengung des sagittalen Durchmessers der HWS auf 10–12 (13/14) mm, von einer *absoluten Stenose* bei unter 10 mm, jedoch sind die Zahlenwerte wie bei der lumbalen Stenose bezüglich des pathogenen Charakters mit Vorsicht zu interpretieren.

Nach dieser Definition würde man eine zervikale Spinalkanalstenose bei 25–50% aller 50-jährigen Menschen und bei 75–85% aller 65-jährigen Menschen finden. Ebenso wie im lumbalen Bereich muss zu dem meist schon angeborenen engen Kanal noch eine erworbene Struktur, ein Osteophyt oder eine Diskushernie hinzukommen, um pathogenetisch wirksam zu sein. Selbst dann ist ein gewisser Prozentsatz der dargestellten pathologi-

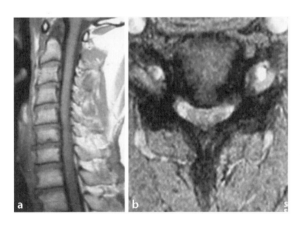

Abb. 4.15. Zervikale angeborene Kanalstenose C5/C6 und C6/C7 (Kernspin). **a** = sagittaler Schnitt, T1 gewichtet; **b** = axialer Schnitt, T2 gewichtet

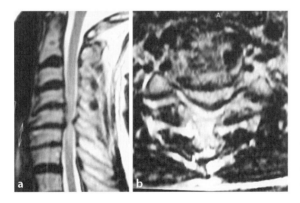

Abb. 4.16. Zervikalstenose C5/C6 durch Osteophyten bei kongenitaler Stenose mit Medullahyperintensität. **a** = sagittaler Schnitt, T2 gewichtet; **b** = axialer Schnitt, T2 gewichtet

schen Veränderungen asymptomatisch und diese Zeichen müssen immer mit der Klinik korreliert werden: 10% der asymptomatischen Patienten unter 40 Jahren hatten eine Diskushernie und 4% eine Foraminalstenose. Diese Zahlen verschlechterten sich noch bei den Patienten über 40 Jahren [3]. Ein Viertel der Patienten mit Symptomen eines engen Zervikalkanals zeigten im Verlauf Zeichen eines engen Lumbalkanals.

Der Unterschied zwischen der zervikalen und der lumbalen Stenose besteht darin, dass die empfindlichen Strukturen verschieden sind. Im lumbalen Bereich handelt es sich um die Cauda, Nervenwurzeln, die verschiebbar und damit weniger einer eventuellen Kompression ausgesetzt sind, da sie ausweichen können. Dagegen ist die Medulla nicht in der Lage auszuweichen und wird damit früher Symptome zeigen. Ob diese Kompression jetzt bei einem Durchmesser des Kanals von 3 oder 7 mm klinisch wirksam wird, hängt unter anderem vom Medulladurchmesser ab; dies erklärt den Fakt dass es auch hier Schwierigkeiten bei der Definition des Kanaldurchmessers gibt, ab dem man von einer Stenose sprechen kann. Der Fakt, dass der Medulladurchmesser und auch der Durchmesser der Nervenwurzeln individuellen Variationen unterliegt unterstreicht die Schwierigkeiten, mit bildgebenden Verfahren ein Phänomen untersuchen zu wollen, dessen sensible Strukturen oft gar nicht sichtbar sind: Medulla und Nervenwurzeln bei Standardröntgen und CT und Individualisierung der Nervenwurzeln bei der MRT. Ganz zu schweigen von der Visualisierung von eventuellen Läsionen der Nervenwurzeln, die im Submillimeterbereich liegen und damit mit keinem der klinisch verfügbaren Verfahren nachweisbar sind. Außerdem hängt der Effekt einer Kompression von der Geschwindigkeit seiner Entstehung ab: eine langsame Kompression, die über Jahre hinweg entsteht wird sich klinisch weniger auswirken als eine, die in Sekunden oder Millisekunden entsteht. In Erwartung neuer Verfahren müssen wir uns mit dem was wir haben begnügen und zugeben, dass unsere Methoden die Realität nur unvollständig wiedergeben und in einem Teil der Fälle versagen. Deshalb ist zu empfehlen, sich ebenso wie bei der lumbalen Stenose weniger auf Zahlenwerten zu verlassen, als genau die Auswirkungen der Stenose auf die sensiblen Strukturen und deren eventuelle Läsionen zu beschreiben.

Die Zeichen der Stenose

Ein a.p.-Durchmesser des Wirbelkanals von weniger als 10 mm kann als Argument für eine kongenitale Stenose gewertet werden. Weitere Zeichen der angeborenen Stenose sind die Sagittalstellung der Facettengelenke und ein kleines inter-apophyso-lamináres Fenster. Es müssen aber noch deutliche, zusätzlich erworbene Faktoren hinzutreten, um der Einengung einen pathogenen Charakter zu geben.

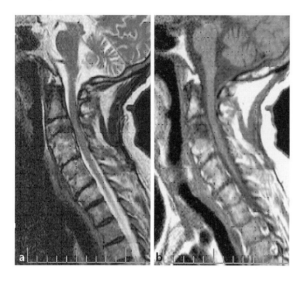

Abb. 4.17. Zervikale Kanalstenose bei angeborenem Blockwirbel (Klippel-Feil) mit Medullakompression und kleiner Medullahyperintensität in T2-gewichtetem Bild. **a** = T2 gewichtet; **b** = T1 gewichtet

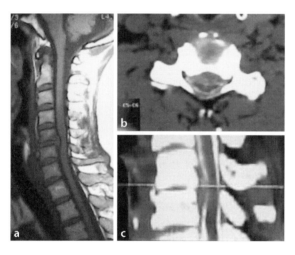

Abb. 4.18. Medullakompression durch Diskushernie C5/C6 im Rahmen eines engen Zervikalkanals. **a** = MRT, T1 gewichtet; **b** = Myelo-CT axial; **c** = Myelo-CT sagittal

Erworbene Faktoren

Kongenitale Stenosen im Rahmen von der angeborenen Kanalenge, von Dysplasien, Fehlbildungen oder Subluxationen werden durch erworbene Faktoren aggraviert (Abb. 4.17). Dies sind meist Osteophyten oder Bandscheibenhernien (Abb. 4.18–4.20), sie können aber auch traumatischer (Abb. 4.21–4.23) entzündlicher, neoplastischer oder postoperativer Natur sein.

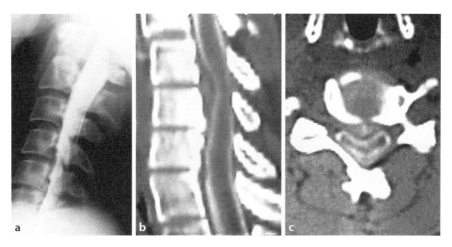

Abb. 4.19. Medullakompression C4/C5 durch eine verkalkte Diskushernie ohne Hyperintensität der Medulla. **a** Myelographie, die die Medullakompression kaum zeigt, **b** Kernspin T2-gewichtet und **c** Myeloscan

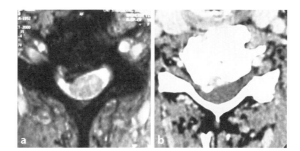

Abb. 4.20. Medulladeformation durch einen Osteophyten, enger Zervikalkanal. Vergleich Kernspin (T2 gewichtet) **a** und CT **b**

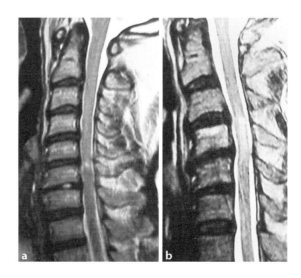

Abb. 4.21. Sagittales MRT, T2 gewichtet: Posttraumatische Medullaläsion (banales Trauma) bei zwei Patienten mit angeborener Kanalstenose. **a** Läsion bei C5/C6 und **b** bei C4/C5

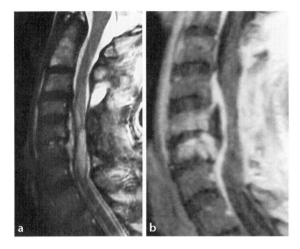

Abb. 4.22. a Medullakompression bei einem Patienten mit spontanem Epiduralhämatom (C4/C5) und hyperintenser Medulläsion. **b** T1-gewichtetes Bild nach Kontrastmittelinjektion

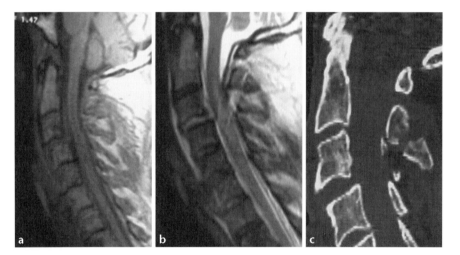

Abb. 4.23. Medulläsion, posttraumatisch mit Fraktur des hinteren Wirbelbogens C2 und C3 und geringer Spondylolisthesis C3/C4, epiduralem Hämatom C3 im Rahmen eines engen Zervikalkanals, T1 und T2 gewichtet. **a** und **b** Kernspin, **c** CT

Degenerative Veränderungen

Degenerative Veränderungen treten am häufigsten in C5/C6 und C6/C7 auf. Osteophyten reduzieren den a.p.-Durchmesser des Zentralkanals und führen zu einer Irritation der Medulla. Der Minimaldurchmesser, ab dem es zu Symptomen einer Medullakompression kommen kann hängt wahrscheinlich von der Geschwindigkeit des Fortschreitens der Stenose und dem Medulladurchmesser vor Kompression ab. Eine schnell auftretende Bandscheibenhernie wird schon Symptome einer Medullakompression bei 5 mm Kanaldurchmesser erzeugen, dagegen kann es sein, dass ein langsam wachsender Osteophyt erst bei 3 mm Medulladurchmesser Symptome erzeugt. Bei einer Reduktion des Myelondurchmessers um mehr als 30% sind Symptome einer zervikalen Myelopathie zu erwarten [4]. Als aggravierender Faktor kann eine spondylarthrotische Hypertrophie der Facettengelenke bei Arthrose mit der Konsequenz enger Foramina intervertebralia und damit einer lateralen Stenose hinzutreten. Bei der meist im Rahmen einer Diskusarthrose auftretenden Unkarthrose kommt es zu einer lateralen Stenose mit entsprechenden Symptomen einer Wurzelkompression. Die arthrotische Hypertrophie der Wirbelgelenke bedingt ebenso oft eine Einengung der Rezessi und auch der Foramina. Ferner können alle Formen der *Bandscheibenvorfälle oder -protrusionen* zu einer Stenose führen. Ein Sonderfall ist die Japanerkrankheit, die mit einer Ossifikation des hinteren Längsbandes einhergeht und zu einer erheblichen Einengung des Kanals führen kann. Diese Krankheit ist in der französischen Bevölkerung gar nicht so selten. Diese Erscheinungen werden manchmal durch eine Verdickung oder Ossifikation des Ligamentum flavum noch erschwert. Ein Trauma kann eine bestehende degenerative Verengung dekompensieren: ein Sturz mit Hyperextension kann eine Stenose, die sonst asymptomatisch geblieben wäre symptomatisch werden lassen.

Bildgebende Verfahren

Basisuntersuchung ist die Röntgenuntersuchung der HWS a.p., seitlich und schräg zur Bilanz degenerativer Veränderungen, Fehlstellungen oder posttraumatischen Veränderungen. Mit ihr sind nur die knöchernen Veränderungen abzubilden. Dynamische Aufnahmen erlauben es, ein eventuelles Wirbelgleiten oder eine Instabilität festzustellen. Funktionsaufnahmen in Extension und Flexion zeigen instabile Segmente. Schrägaufnahmen dienen zur Beurteilung der Foramina. Das Standardröntgen bildet Knochenanomalien ab, wie sie im Rahmen eines M. Paget, einer ankylosierenden Spondylitis, einer Akromegalie, einer renalen Osteodystrophie oder bei einem Morbus Forestier auftreten.

Die Computertomographie mit intravenöser Injektion von Kontrastmittel erlaubt es, die Ursache einer Einengung des Spinalkanals und der Neuroforamina zu spezifizieren und das Maß der Einengung des Kanals zu bestimmen. Eine Bandscheibenhernie kann hier ebenfalls ohne Probleme diagnostiziert werden. Jedoch sind eventuelle Läsionen der Medulla nur mit MRT zu beurteilen. Die CT zeigt genau die Morphologie des knöchernen Wirbelkanals und spielt daher eine wesentliche Rolle bei der Evaluierung der degenerativen Myelopathie.

Die zervikale Myelographie mit laterozervikaler Punktion in C1/C2, gefolgt von einer Myelo-CT wird jetzt eher selten verwendet und mehr und mehr durch die MRT ersetzt. Diese hat den Vorteil einer Abbildung der Medulla und ihrer eventuellen Läsionen und deren Relation zu den die Einengung verursachenden, erworbenen Faktoren. Die sagittalen Schnitte erleichtern die Identifizierung der am meisten pathogenen Abschnitte.

Mittlerweile wird weitgehend CT und Kernspintomographie als weniger invasive Alternative zur Myelographie und zum Myelo-CT akzeptiert.

Schlussfolgerungen

Der pathophysiologisch nicht eindeutig definierte und dynamische Charakter der spinalen Stenose ist sicher dafür verantwortlich, dass es bis heute nicht vollständig gelungen ist, den engen Kanal insbesondere im lumbalen Bereich derart zu entschleiern, dass man eine vollständige Korrelation zwischen Bildgebung, Klinik, Operationsbefund und Operationsergebnis finden könnte. Gerade die Pathophysiologie der Symptome des engen Kanals gibt noch einige Rätsel auf. Endgültige wissenschaftlich begründete Aussagen über die Diagnose und Behandlung von LSS sind erst nach Auswertung einwandfrei konzipierter klinischer Versuche möglich. Diese fehlen jedoch! Es gibt keine kontrollierte Studie, welche die Überlegenheit einer Bildgebungsmodalität über eine andere gezeigt hätte.

Daher sollte der Radiologe sich auf eine einwandfreie Technik der Bildgebung und eine klare Beschreibung der Zeichen konzentrieren. Dann sollte eine Korrelation mit den klinischen Zeichen erfolgen, wobei Wahl und Beurteilung der bildgebenden Verfahren mit dem Kliniker abzustimmen sind und Ergebnis langjähriger Erfahrung darstellen.

Falls keine eindeutige Korrelation zwischen Bildgebung und Symptomen vorhanden ist, bedeutet dies, dass die Bildgebungsinformationen komplett und so beschrieben sein müssen, dass therapeutische Entscheidungen darauf basieren können. Die spinale Stenose bleibt ein Bildgebungs- und ein Diagnoseproblem, das es manchmal schwer macht, eine wirkungsvolle Therapie zu planen. Da noch nicht alle Wechselbeziehungen zwischen Symptomen und Morphologie aufgedeckt sind, ist es auch schwierig, eine korrekte und detaillierte Analyse der radioanatomischen Situation individuell zu erheben. Insgesamt sind die Ergebnisse nicht so negativ, wie sie im Evidenzreport dargestellt werden. Oft sind durch genaueste Beobachtungen und Vergleiche der wesentlichen Bilder, Abschätzungen des pathogenen Charakters einer Kompression zu erhalten und dem Chirurgen Leitlinien in die Hand zu geben, die operativen Erfolg versprechen.

Es ist zu hoffen, dass durch diesen Beitrag die etwas zu pessimistische Sehweise der „evidence based"-Analyse etwas relativiert werden kann und dass klar wird, dass die bildgebenden Verfahren einen wichtigen und nicht zu vernachlässigenden Beitrag zur Abklärung der spinalen Stenose leisten können.

▍ Literatur

1. Berthelot JM, Bertrand-Vasseur A, Rodet D, Maugars Y, Prost A (1997) Le Syndrome de sténose lombaire: mise au point. La Revue du Rhumatisme [Edition Française] 64(5):337–348
2. Boden SD, Davis DO, Dina TS, Patronas NJ, Wiesel SW (1990) Abnormal magnetic-resonance scans of the lumbar spine in asymptomatic subjects. A prospective investigation. J Bone Joint Surg Am 72(3):403–408
3. Boden SD, McCowin PR, Davis DO, Dina TS, Mark AS, Wiesel S (1990) Abnormal magnetic-resonance scans of the cervical spine in asymptomatic subjects. A prospective investigation. J Bone Joint Surg Am 72(8):1178–1184
4. Penning L, Wilmink JT, VanWoerden HH, Knole E (1986) CT myelographic findings in degenerative disorders of the cervical spine: clinical significance. AJNR 146:793–801
5. Treatment of Degenerative Lumbar Spinal Stenosis (2001) File Inventory, Evidence Report/Technology Assessment Number 32. AHRQ Publication No. 01-E048, June 2001. Agency for Healthcare Research and Quality, Rockville, MD *http://www.ahrq.gov/clinic/stenoinv.htm*

5 Die dynamische Kernspintomographie in der Diagnostik der spinalen Stenose

A. Richter, H. Mittelstädt, J. Mallwitz, K. Flügge, G. Vahldiek, E. Hille

▌ Einleitung

In der apparativen Diagnostik der Spinalkanalstenose sind konventionelle Röntgenaufnahmen der LWS obligatorisch. Die Myelographie war lange Zeit das einzige bildgebende Verfahren, das spezifische Aussagen über intraspinale Stenosen nervaler Strukturen erlaubte und wird auch heute noch routinemäßig angewandt. Der Vorteil der Myelographie besteht in der Möglichkeit, auch funktionelle Stenosen durch Inklinations- und Reklinationsbewegungen zu erkennen. Die Aussagekraft ist jedoch im Segment auf den Bereich der Wurzeltaschen begrenzt, so dass lateral des Recessus gelegene Stenosen nicht erkannt werden können. Auch bei vollständigem Abbruch der Kontrastmittelsäule erhält man nur eine mangelhafte Aussage über die distal liegenden Abschnitte des Spinalkanals [8]. Die Myelographie stellt nach wie vor eine invasive Untersuchungsmethode dar. Neben einer bis zu mehrstündigen Bettruhe im Anschluss an die Untersuchung treten gelegentlich Nebenwirkungen in Form von meningealen Reizsymptomen auf. Auch eine allergische Kontrastmittelreaktion ist zu befürchten.

In den letzten Jahren drängten zunehmend schichtende, rechnergestützte bildgebende Verfahren zur Diagnostik intraspinaler Veränderungen in den Vordergrund. Nach Einführung der Computertomographie (CT) war es möglich die Ursachen der Spinalkanalstenose zu erkennen, da sich knöcherne Veränderungen und Diskusverlagerungen gut voneinander abgrenzen ließen. Ergänzend kann mit einer Kontrastmittelfüllung des lumbalen Spinalkanals (Myelo-CT) eine genauere Differenzierung der Pathogenese erfolgen.

Dies gelingt auch mit Hilfe der Kernspintomographie (MRT), wobei die MRT zusätzlich eine differenzierte Beurteilung der Weichteilstrukturen erlaubt.

Obwohl sich die CT besser zur Darstellung knöcherner Strukturen eignet als die MRT [7], scheint eine bessere Beurteilung von Strukturen wie Nervengewebe und umliegendem Weichteilgewebe mit dem MRT gegeben zu sein [1, 2, 6, 11]. Insbesondere können quantitative Messungen von Kompressionsphänomenen der Spinalnerven und des Rückenmarks sehr verlässlich mit T2-gewichteten MRT-Sequenzen vorgenommen werden.

In der Literatur ist zumindest eine gleichwertige diagnostische Aussagekraft des MRT gegenüber dem CT und eine Überlegenheit beider Verfahren gegenüber der Myelographie belegt [1, 7].

Einen Standard in der apparativen Diagnostik der spinalen Stenose gibt es nicht. Benini [4] fordert einen Algorithmus der Diagnostik mit Anfertigung einer konventionellen Röntgenaufnahme in zwei Ebenen und einer lumbalen Funktionsmyelographie, um die laterale und auch vertikale Ausdehnung der Stenose zu beurteilen und zusätzlich verlässliche Hinweise auf die Stabilität der Bewegungssegmente zu erhalten. Unmittelbar im Anschluss sollte eine Computertomographie (Myelo-CT) durchgeführt werden, um die Ätiologie der Stenose zu klären.

Schon 1997 mutmaßte Benini [4], dass auf absehbare Zeit die Myelographie von dem funktionellen Kernspintomogramm ersetzt werden würde. Doch bis heute gibt es kein funktionelles kernspintomographisches Messverfahren zur Bestimmung des spinalen Durchmessers und der Weite des Recessus lateralis.

Das Ziel der eigenen Untersuchung war es zu belegen, dass auch mit der Kernspintomographie der Nachweis einer haltungsabhängigen Änderung des spinalen Durchmessers sowohl in ventro-dorsaler Richtung als auch im Verlauf des Recessus lateralis, als häufigsten Ort der degenerativen Wurzelkompressionssyndrome, gelingt.

Material und Methode

Es wurden 10 humane Lendenwirbelsäulen-Präparate verwendet (Th 12 bis zum Os sacrum inklusive der paravertebralen Muskulatur). Das Durchschnittsalter der Präparate betrug im Mittel 69,2 Jahre (range 56–92 Jahre; 5 männlich, 5 weiblich). Diese wurden in einer wassergefüllten PVC-Wanne fixiert und im MRT (Philips Gyroscan ACS-NT) untersucht. Die LWS-Präparate wurden in T1-gewichteter sagittaler und transversaler Ebene mit einer Schichtdicke von 2 mm untersucht. Die Beurteilung des Recessus lateralis in koronaren und angulierten Ebenen stellte sich in Vorversuchen als nicht sicher reproduzierbar heraus. Der Recessus lateralis war in der transversalen Ebene, welche Grundlage der Messungen war, am besten beurteilbar. Die Messung erfolgte am Übergang vom LWK 4 zum Discus intervertebralis L4/L5, da sich hier die Spinalwurzel L5 im Recessus lateralis, entsprechend der „entrance zone" befindet. Wir definierten 3 Strecken, die in Annäherung dem Verlauf des Recessus lateralis entsprachen. Die Strecke RL repräsentiert den Recessus lateralis. Die 6 mm lateral gelegene Strecke LS entspricht anatomisch dem lateralen Spinalkanal, die 12 mm lateral gelegene Strecke FO dem Foramen intervertebrale (Abb. 5.1).

Die festgelegten 3 Strecken wurden an allen Präparaten zunächst in Neutralstellung ermittelt, um einen Ausgangswert (Nativwert) zu erhalten. Anschließend erfolgte zur Imitation physiologischer Bewegungen der Lenden-

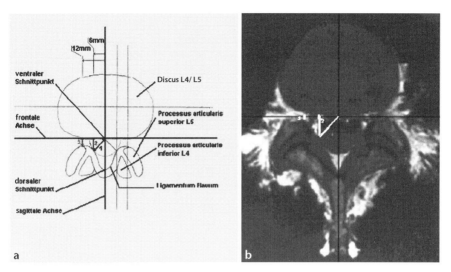

Abb. 5.1 a, b. Festlegen der Strecken für die Messungen im transversalen Schnitt L4/L5 am Übergang zum Discus intervertebralis: „entrance zone" Spinalwurzel L5. (**a** Schema, **b** MRT). *1* Strecke RL; *2* Strecke LS; *3* Strecke FO (s. Text)

wirbelsäule die Fixation der Präparate in den Stellungen Flexion, Extension sowie in einer Kombinationsbewegung aus Flexion, Seitneigung und Rotation. Zur Sicherung der erzwungenen Stellung wurden Titanimplantate verwendet. Die durch die Manipulation herbeigeführte Winkelveränderung wurde mittels Goniometer objektiviert (Abb. 5.2). In sämtlichen Stellungen erfolgte erneut die Bestimmung der drei definierten Strecken.

Ergebnisse

Die mittels MRT gemessenen Weiten für den Spinalkanal und den Recessus lateralis in der sagittalen Achse zeigten die erwarteten Veränderungen der Distanzen in Abhängigkeit von der Haltung der LWS. So führte eine Extensionsposition (Lordosierung) zu geringeren, die Flexion (Kyphosierung) führte zu weiteren Distanzen, die über das Ausgangsniveau hinausgingen (Abb. 5.3). Alle drei ermittelten Weiten zeigten dieses Verhalten.

Im Bereich des Recessus lateralis zeigte sich bei Lordosierung des Bewegungssegmentes eine signifikante Reduktion der Strecke RL um −10 bis −15,9%. Bei der Kyphosierung kam es zu einer Vergrößerung der Strecke RL um 7,5 bis 8,9%. Die Kombinationsbewegung (Extension, linkslateral; Flexion, axiale Rechtsrotation) bewirkte eine einseitige, signifikante Verengung des Recessus lateralis um −13% und eine kontralaterale Erweiterung um 1,3% des Ausgangswertes. Ähnlich verhielten sich die Distanzveränderungen im Bereich des lateralen Spinalkanals und des Foramen intervertebrale.

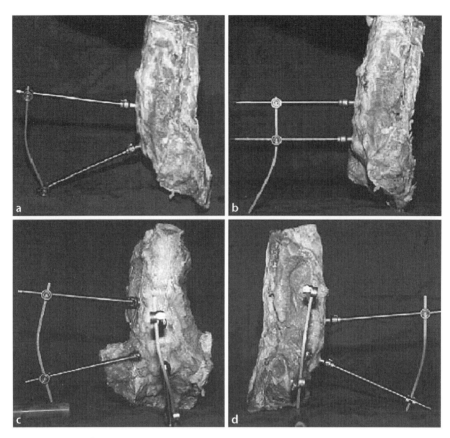

Abb. 5.2 a–d. a Fixation in Extension, **b** Fixation in Flexion, **c** Kombinationsbewegung (Ansicht von ventral), **d** Kombinationsbewegung (Ansicht von lateral)

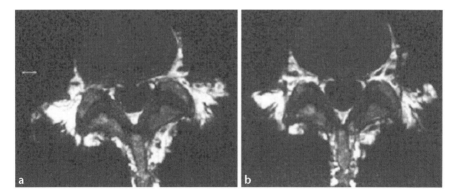

Abb. 5.3 a, b. a MRT-Aufnahme am Beispiel Extension und **b** Beispiel Flexion

Die dynamische Kernspintomographie in der Diagnostik der spinalen Stenose   57

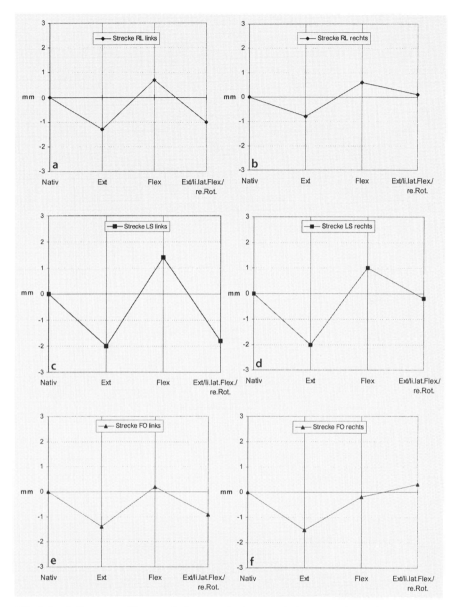

Abb. 5.4 a–f. Gemessene Distanzveränderungen in Segment L4/L5. **a** Strecke RL links, **b** Strecke RL rechts, **c** Strecke LS links, **d** Strecke LS rechts, **e** Strecke FO links und **f** Strecke FO rechts

Die Diagramme der Abb. 5.4 zeigen die Mittelwerte der gemessenen Distanzveränderungen im Segment L4/L5 in Millimeter (mm) während der verschiedenen Untersuchungsschritte. Der Nativwert (Ausgangswert) wurde hierzu gleich „0" gesetzt. In Tabelle 5.1 sind die Ergebnisse zusammengefasst.

Tabelle 5.1. Gemessene Distanzveränderungen in Segment L4/L5

		Links	Rechts	P
Extension	Strecke RL	−15,9%	−10%	P < 0,05
	Strecke LS	−25%	−26,7%	P < 0,05
	Strecke FO	−38,9%	−41,7%	P < 0,05
Flexion	Strecke RL	+8,9%	+7,5%	P > 0,05
	Strecke LS	+18,7%	+14,7%	P > 0,05
	Strecke FO	+5,4%	−5,9%	P > 0,05
Kombination	Strecke RL	−13%	+1,3%	P < 0,05
	Strecke LS	−25,4%	−2,7%	P < 0,05
	Strecke FO	−27,3%	+10%	P < 0,05

Schlussfolgerungen

Die haltungsabhängigen Dimensionsänderungen des spinalen Durchmesser sowohl im Bereich des ventro-dorsalen Querschnitts als auch im Bereich des Recessusverlaufs lassen sich im MRT eindeutig und reproduzierbar bestimmen. Die Ergebnisse bestätigen frühere Untersuchungen bei denen anhand von alternativen Diagnostikmethoden (Röntgen, CT, Myelographie, MRT bei axialer Last) ebenfalls die Verkleinerung der Foramina intervertebralia bei Extension der LWS, eine Erweiterung bei Flexion sowie eine gleichsinnige Einengung bei Seitneigung beobachtet wurden [5, 10, 11].

Die Vorteile des MRT im Vergleich zum Myelogramm sind bekannt. Es handelt sich um eine nichtinvasive Untersuchungsmethode ohne Strahlenbelastung. Zusätzlich ist eine differenzierte Beurteilung von Nervengewebe und dem umgebenden Weichteilgewebe möglich [2, 11]. Ferner eignen sich T2-gewichtete Sequenzen sehr gut zu quantitativen Messungen von Kompressionsphänomenen des Rückenmarks bzw. der Spinalwurzeln.

Ob es sich bei dem hier vorgestellten Verfahren um eine praktikable Alternative zur konventionellen Myelographie oder konventionellem MRT in der Diagnostik der spinalen Stenose handelt, lässt sich zum jetzigen Zeitpunkt nicht sagen. Es fehlen noch die technischen Voraussetzungen zur Durchführung eines dynamischen MRT der LWS. Hierzu zählt das Problem der Gerätetechnik, da zur Zeit nur die Möglichkeit der Untersuchung in Bauch- oder Rückenlage besteht. Zusätzlich müssten Standaufnahmen zur Messung der Veränderungen unter axialer Belastung erfolgen. Ein wichtiges Argument in der heutigen Zeit sind natürlich auch die nicht ganz unerheblichen Kosten einer solchen Untersuchung. Vorstellbar wäre der Einsatz einer dynamischen MRT-Untersuchung bei nicht eindeutigen Befunden in der konventionellen Diagnostik (Röntgen, MRT) zur Darstellung einer funktionellen, zentralen oder lateralen Stenose.

Literatur

1. Albek M, Hilden J, Kjær L et al (1995) A controlled comparison of myelography, computed tomography, and magnetic resonance imaging in clinically suspected lumbar disc herniation. Spine 20(4):443–448
2. Aota J, Onari K, Howard S et al (2001) Dorsal root ganglia morphologic features in patients with herniation of the nucleus pulposus Spine 26(19):2125–2132
3. Benini A (1993) Die lumbale Wirbelkanalstenose. Ein Überblick 50 Jahre nach den ersten Beschreibungen. Orthopäde 22:257–266
4. Benini A (1997) Die Stenose des lumbalen Wirbelkanals. Orthopäde 26:503-514
5. Hadley L (1951) Intervertebral joint subluxation body impingement and foramen encroachment with nerve root changes. Am J Roentgenol 65:377
6. Jarvik J, Hollingworth W, Haegerty P et al (2001) The longitudinal assessment of imaging and disability of the back (LAIDBack) study. Spine 26(10):1158–1166
7. Modic M, Masaryk T, Boumphrey F et al (1986) Lumbar herniated disc disease and canal stenosis: Prospective evaluation by surface coil MR, CT and myelography. AJNR 147:757–765
8. Raininko R (1983) The value of CT after total block on myelography. Fortschr Röntgen 138:61–65
9. Verbiest H (1983) Stenose des knöchernen lumbalen Wirbelkanals. In: Hohmann D (Hrsg) Neuroorthopädie 2. Springer, Berlin Heidelberg, S 110–113
10. Weinstein P (1980) The application of anatomy and pathophysiology in the management of lumbar spine disease. Clin Neurosurg 27:517
11. Willen J, Danielson B, Gaulitz A et al (1997) Dynamic effects on the lumbar spinal canal. Axially loaded CT-myelography and MRI in patients with sciatica and/or neurogenic claudication. Spine 22(24)2968–2976

6 Therapieoptionen bei der Schmerzbehandlung

A. Ljutow

Patienten, die über langsam zunehmende Schmerzen im Bereich der lumbalen Wirbelsäule, des lumbosakralen Überganges, der Gesäßregion mit Ausstrahlung in die Beine klagen und ein entsprechendes Lebensalter haben, erwecken den Verdacht auf das Vorliegen einer spinalen Stenose als Ursache der geklagten Schmerzsymptomatik. Diese Schmerzen entwickeln sich oft langfristig, die Patienten beschreiben eine lange Vorgeschichte. Hierbei sollte man nicht vergessen, dass solche chronischen Schmerzen den Gesetzmäßigkeiten der Schmerzempfindung und Chronifizierung unterliegen. Chronische Schmerzen können aufgrund der Ausbreitung in die verschiedenen Lebensbereiche umfassend nur von einem Behandlungsteam beurteilt werden. Dies erklärt sich aus der international gültigen Schmerzdefinition und den Erkenntnissen zur Schmerzchronifizierung. Schmerz ist definiert als ein unangenehmes Sinnes- und Gefühlserlebnis, das mit potenzieller Gewebeschädigung verknüpft ist oder mit Begriffen einer solchen Schädigung beschrieben wird. Diese Definition lässt bewusst die somatische Genese als einen möglichen Faktor der Schmerzverursachung, aber nicht als alleinigen Faktor gelten. Sie impliziert fast gleichberechtigt emotionale, soziale und psychische Faktoren, die in das Schmerzgeschehen eingreifen oder verursachend wirken können.

Der Übergang vom akuten zum chronischen Schmerz ist keine Funktion der Zeit. Der Zeitfaktor spielt eine untergeordnete Rolle. Der Prozess der Schmerzchronifizierung stellt vielmehr einen zeitlich nicht definierten Übergang akuter Schmerzen in gelegentlich wiederkehrende oder chronisch wiederkehrende und schließlich dauernd vorhandene Schmerzen dar. Dieser Übergang zeichnet sich aus durch eine Ausweitung der Symptomatik auf der körperlichen Ebene. Der Schmerz vergrößert das Areal in dem er empfunden wird, die Ausstrahlung des Schmerzes wird häufiger und ausgedehnter und weitere Schmerzorte treten hinzu. Es gibt weniger Wechsel in der Schmerzintensität, die Phasen in denen der Schmerz andauert werden länger, bis sie schließlich zu einem Dauerschmerz verschmelzen. Darüber hinaus gibt es Veränderungen im Krankheitsverhalten, das heißt in der Medikamenteneinnahme, in der Steigerung der Potenz der eingesetzten Medikamente, in der Regelmäßigkeit und der Dosis dieser Medikamente, in der Inanspruchnahme des Gesundheitssystems durch Klinikaufenthalte, Doktorshopping, Operationen und Rehamaßnahmen. Ebenfalls treten vermehrte psychosoziale Beeinträchtigungen hinzu, die im Bereich der emotionalen, kognitiven, aber auch der sozialen Verhaltensweisen zu sehen sind. Sozialer Rückzug, Vereinsamung, berufliche Probleme, Angst, Katastrophisieren, depressive Entwicklung, Somatisierung sind hier nur einige wichtige Stichworte. Die Ausweitung der Symptomatik findet auch in den vegetativen Zeichen ihren Ausdruck, am häufigsten ist hier eine Schlafstörung anzutreffen. Bei genauerer Befragung der Patienten werden kalte Füße und Hände, gehäufte Magenprobleme, thorakale Enge und Krankheitsempfindungen mitgeteilt.

Eine richtige Einschätzung des Chronifizierungsprozesses bei dem einzelnen Patienten ermöglicht eine differenzierte Beurteilung der vorliegenden Befunde und eine adäquate Diagnostik und Therapie. Die biomechanischen Aspekte gehen Hand in Hand mit dem Chronifizierungsprozess und verstärken das bestehende Schmerzbild. Häufig ist bei dieser Patientengruppe eine ausgeprägte Fehlhaltung mit einem Stand in vermehrter oder maximaler Lordose bei deutlich vermehrter Beckenvorkippung anzutreffen. Im Stand ist eine aktive Aufrichtung des Beckens nicht möglich. Dies kann bedingt sein durch eine Insuffizienz der Bauch- und Gesäßmuskeln, bei Verkürzungen der Psoasmuskulatur und der Rückenstrecker oder bei vorliegender Beugekontraktur der Hüftgelenke. So lange diese Fehlhaltungen nicht durch knöcherne Faktoren fixiert sind, wie z. B. Hüftarthrosen oder Facettenarthrosen, eröffnen sich aber gerade hier wichtige therapeutische Optionen. Andererseits bringt gerade die fortschreitende Schmerzchronifizierung die Patienten in eine immer größere Tendenz zur körperlichen Inaktivität und damit zu einer verstärkten Ausprägung der Muskeldysbalance und der körperlichen Dekonditionierung. Die Fixierung auf eine rein apparative Diagnostik lässt die Rolle der Muskulatur und die funktionellen Aspekte zunehmend in den Hintergrund treten. Im oftmals nur kurzem Arzt-Patienten-Kontakt kommen die Auswirkungen der Schmerzsymptomatik oft nur unzureichend zur Sprache. Die schmerzbedingte Behinderung bedroht bei den meist älteren Patienten die Eigenständigkeit und Möglichkeiten der Selbstversorgung, wirft Fragen zur Wohnsituation etc. auf. So willigen viele Patienten operativen Maßnahmen zu, um die drohende Hilfsbedürftigkeit abzuwenden. Oftmals gelingt es hingegen bei ausreichender Erfassung und gezielter Behandlung der muskulär funktionellen Aspekte eine ausreichende Remission der Schmerzsymptomatik zu erreichen. Bei entsprechender Beachtung der Schmerzchronifizierung sollten die begleitenden Faktoren mit besprochen und behandelt werden. Operative Maßnahmen können so oftmals vermieden werden.

Bei erfolglos operierten Patienten sind oft ähnliche Befunde wie oben ausgeführt ausschlaggebend für das Fortbestehen der Symptomatik. Die gleichen Therapieansätze sind hier oft nicht so wirksam, da die stattgehabte Operation einen weiteren Faktor im Fortschreiten des Chronifizierungsprozesses des Schmerzes darstellt. Auch unter diesem Aspekt sollte den oben genannten biomechanischen Faktoren und der Schmerzchronifizierung eine entsprechende Aufmerksamkeit gewidmet werden.

Literatur

1. Mense S, Pongratz D (2003) Chronischer Muskelschmerz. Steinkopff, Darmstadt
2. Travell JG, Simons DG (1993) Myofascial Pain and Dysfunction: The Trigger Point Manual. Lippincott Williams & Wilkins
3. Janda V (2000) Manuelle Muskelfunktionsdiagnostik. Urban & Fischer, 4. Aufl.

7 Medikamentöse Schmerztherapie

J. Jage

▌ Einleitung

Der enge Spinalkanal bedingt neuropathische Schmerzen. Durchblutungsstörungen sind ätiologisch wahrscheinlich unbedeutend.

Neuropathische Schmerzen durch Spinalkanalstenose können nicht mit einer Monotherapie, sondern nur mit einem multimodalem Therapiekonzept gelindert werden.

Das *multimodale Konzept* beinhaltet das Aktivitätspostulat durch
- Analgetika (systemisch/regional),
- Physiotherapie,
- Schmerzbewältigungsstrategien/Entspannungsverfahren und
- falls nötig: Therapie der psychischen Komorbidität.

Dieses interdisziplinäre Konzept beinhaltet therapeutische Gleichzeitigkeit und keinesfalls eine Reihenfolge des Vorgehens.

▌ Systemische Analgesie

Analgetika

- *Nichtopioide*
    - NSA (nicht steroidale Analgetika)
    - COX-2-Hemmer
    - Flupirtin
- *Opioide*

▌ **NSA (nichtsteroidale antiphlogistische Analgetika).** Bei akuter Symptomatik sind NSA sehr wirksam, bei chronischen Schmerzen ist die Wirksamkeit verringert [2]. Ihre analgetische Wirkung ist dennoch der des Paracetamol überlegen, hinsichtlich der Nebenwirkungen müssen Risikofaktoren beachtet werden (Alter, Magen-Darm-Erkrankungen, Nierenerkrankungen, arterielle Verschlusskrankheit/Diabetes mellitus, Herzinsuffizienz mit ACE-Hemmern und Diuretika).

COX-2-Hemmer (selektive Hemmer der Cyclooxygenase 2). Die neuen COX-2-Hemmer sind analgetisch etwa den NSA gleich zu setzen, sie haben aber keine ulzerogene Wirkung. Sie können jedoch wie NSA zum Nierenversagen führen, die damit verbundenen Risikofaktoren sind mit denen der NSA identisch [3]. Die Langzeitanwendung der COX-2-Hemmer ist hinsichtlich kardio-vaskulärer Nebenwirkungen noch nicht endgültig geklärt, weshalb bei vorbestehender schwerer kardialer Vorerkrankung COX-2-Hemmer nur mit Vorsicht eingesetzt werden sollten.

Das ulzerogene Risiko der COX-2-Hemmer steigt drastisch, wenn gleichzeitig Glukokortokoide, ASS oder Antikoagulanzien eingenommen werden [8].

Flupirtin. Dieses Analgetikum hat eine milde relaxierende Wirkung auf die Skelettmuskulatur. Deshalb und auch wegen fehlender Nebenwirkungen auf die Nieren oder den Gastrointestinaltrakt ist Flupirtin eine Alternative zu NSA oder COX-2-Hemmern [3].

Opioide

Opioide wirken nur eingeschränkt bei neuropathischen Schmerzen, die mit Hyperalgesie und/oder Allodynie verbunden sind. Höhere Dosen sind nötig, die ihrerseits zu stärkeren Opioidnebenwirkungen (Übelkeit, Schwindel, Konzentrationsschwäche) führen können. Deshalb sind zu ihrer Unterstützung Koanalgetika nötig. Sie führen zu einer wirksameren Schmerztherapie als Opioide allein.

Man unterscheidet mittelstarke (Tramadol, Tilidin/Naloxon) von starken Opioiden (Morphin, Hydromorphon, Oxycodon, Fentanyl). Letztere unterliegen der BtmVV (Betäubungsmittel-Verschreibungsverordnung).

Zur Therapie starker Schmerzen infolge einer Spinalkanalstenose sollte zusätzlich zu einem Nichtopioid zuerst ein mittelstarkes Opioid versucht werden (tägliche Grenzdosis für Tramadol und Tilidin/Naloxon: 400–600 mg). Erst bei fehlender analgetischer Verbesserung ist der Wechsel auf ein starkes Opioid ratsam [14]. Ob eine Dauertherapie oder eine eher bedarfsorientierte Therapie stattfindet, hängt von der Kontinuität der Schmerzen ab. Meist wird eine Dauertherapie mit einem Retardopioid nötig, die durch die bedarfsweise Ergänzung mit einem rasch wirksamen Morphinpräparat wirksamer ist [3]. Orale Retardopioide haben Vorrang vor anderen, z. B. transdermaler Verabreichung.

Vor Anwendung eines Opioids ist allerdings zu sichern, dass ein pathologisches organisches Korrelat zu den angegebenen Beschwerden vorhanden ist. Normvarianten von MRT-Befunden sind noch kein pathologisches Korrelat. Etwa 15–20% der Patienten haben eine psychische Komorbidität (Angst- und Persönlichkeitsstörungen, Depression, somatoforme Schmerzstörung,

Substanzabhängigkeit von Alkohol) [7], bei deren Vorhandensein die organischen Befunde besonders kritisch bewertet werden sollen und der Opioideinsatz im Rahmen nicht tumorbedingter Schmerzen besonders kritisch erfolgen muss [15]. Die psychische Komorbidität verschlechtert zudem die Schmerzsituation und deren therapeutische Prognose. Deshalb ist die psychische Evaluation möglichst frühzeitig wichtig auch bei Spinalkanalstenose.

Einige Patienten mit chronischen Schmerzen missbrauchen verschriebene Analgetika, beschaffen sich zusätzlich und ohne Kenntnis der behandelnden Ärzte weitere Analgetika und nehmen diese heimlich ein [12].

Das Therapieziel einer Opioidtherapie ist nicht allein die Schmerzlinderung, sondern vor allem eine Funktionsverbesserung. Koanalgetika sind hilfreich. Tritt dennoch innerhalb von 4–8 Wochen nach Beginn einer Opioidtherapie keine funktionelle Besserung ein, sollte sie abgebrochen werden [15].

Eine Dauertherapie mit einem Opioid ist nicht gerechtfertigt, wenn ein Besserungsnachweis fehlt.

Koanalgetika

Derzeitige neurophysiologische Erkenntnisse legen spezifische Mechanismen zur Entstehung neuropathischer Schmerzen nahe. Koanalgetika können entsprechend dieser Mechanismen die Opioidanalgesie verstärken [14].

Trizyklische Antidepressiva (z.B. Amitriptylin) sind Koanalgetika, welche bei dauerhaftem Brennschmerz/Dysästhesie indiziert sind. Antidepressiva bewirken als Natriumkanal-Blocker eine Eindämmung der Natriumkanal-Expression und sind deshalb analgetisch wirksam (Grenztagesdosis etwa 100–150 mg). Die neuen Serotonin-Rückaufnahmehemmer wirken nicht auf die Natriumkanäle peripherer Nerven und haben deshalb auch keine Indikation als Koanalgetika. Sie können jedoch bei psychischer Komorbidität indiziert sein.

Antikonvulsiva (Gabapentin, Carbamazepin) sind nützliche Koanalgetika, wenn wiederholte plötzliche Schmerzattacken beschrieben werden. Sie hemmen die spinale nozizeptive Erregungsübertragung, aber auch periphere nervale, erregbarkeitshemmende Wirkungen sind möglich. Das neue Gabapentin (therapeutische Tagesdosis bei 1500–2500 mg) ist dem Carbamazepin hinsichtlich der Nebenwirkungen deutlich überlegen, möglicherweise ist es auch wirksamer infolge seiner Bindung an zentralen Kalziumkanälen und der daraus resultierenden Hemmwirkung auf diese. Die Aktivität spannungssensitiver Kalziumkanäle wird als eine der Ursachen von Allodynie und Hyperalgesie diskutiert [11], weswegen Gabapentin wirksamer sein kann als Carbamazepin.

Weitere Medikamente bei quälender Hyperalgesie/Allodynie sind in Einzelfällen Ketamin sowie das Opioid Methadon [10].

Regionale Analgesie

Regionale Blockaden haben meist keine Langzeitwirkungen. Die Datenlage bei chronischen Rückenschmerzen ist widersprüchlich. In Bezug auf den engen Spinalkanal liegen keine zuverlässigen, evidenzbasierten Daten vor, die eine wiederholte Blockadetherapie rechtfertigen. Dazu gehören auch Injektionen in Triggerpunkte sowie in Facettengelenke, deren Wirksamkeit nicht hinreichend gesichert ist [1].

Es gibt zwar Hinweise auf eine Wirksamkeit von Blockaden (Lokalanästhetikum, Triamcinolon) bei Claudicatio durch Spinalkanalstenose, dennoch ist die Datenlage widersprüchlich [5, 13]. Es fehlen vor allem randomisierte Kontrollen mit Placebovergleich und inklusiver Fallzahlbestimmung, die das primäre Zielkriterium der Lebensqualität oder der Funktionsverbesserung beinhalten. Der Placebovergleich ist im Sinne der evidenzbasierten Medizin zu fordern, denn Blockaden sind teuer und außerhalb individueller Einzelerfolge fehlt der Nachweis der Überlegenheit medikamentöser Blockaden [16].

Eine transspinale Technik wurde als erfolgreich beschrieben [6], allein es fehlen auch dort die besagten Kriterien zur evidenzbasierten Empfehlung.

Insbesondere spielt auch bei Spinalkanalstenose der anhaltende Therapieerfolg eine Rolle, was auch nach Wurzelblockaden mit Methylprednison/Bupivacain im Vergleich zu Placebo zwar nach 2 Wochen eine Besserung zeigte, aber nach 3 und 6 Monaten ein schlechteres Ergebnis aufwies [4].

Regionale Blockaden müssen auch deshalb kritisch hinterfragt werden, weil selbst die relativ einfache Punktion des kaudalen Epiduralraums nur bei 62% der erfahrenen Therapeuten gelang [9] – ein Hinweis darauf, dass regionale Blockaden unbedingt eines ausreichend kontrollierten Platzierens der Nadel/des Katheters sowie einer ausreichenden akuten Wirkungskontrolle (z. B. Schmerzlinderung, Durchblutungsänderung) bedürfen. Ohne diese sind sie fragwürdig.

Probleme regionaler Blockaden bei spinaler Stenose sind
- technische Probleme, den Zielort präzise zu punktieren,
- ein dauerhafter Wirksamkeitsnachweis im Vergleich zu Placebo fehlt,
- besonders fragliche Indikationen bei psychischer Komorbidität und
- ohne Einbettung in interdisziplinäre, multimodale Konzeptionen verstärken Blockaden die passive Grundhaltung (schmerzvermeidendes Verhalten).

Schlussfolgerungen

Bei engem Spinalkanal mit chronischen, eindeutig neuropathischen Schmerzen ist eine multimodale Therapiekonzeption mit Analgetika/Koanalgetika sowie eine aktivierende Physiotherapie sinnvoll. Möglichst frühzeitig und nicht erst als ultima ratio ist die psychische Komorbidität abzuklären (Alkoholismus, Depression, Angst- und Persönlichkeisstörungen, somatoforme Schmerzstörung), um diese therapeutisch einbeziehen zu können. Psychische Komorbidität behindert den Erfolg medikamentöser, insbesondere regional blockierender Verfahren.

Reevaluationen der Therapiekonzeption sind bei ausbleibendem Therapieerfolg nach 4–8 Wochen nötig.

Literatur beim Verfasser

8 Konservative Therapieoptionen beim engen lumbalen Spinalkanal

J. Heisel

▌ Einleitung

Eine lumbale Spinalkanalstenose wird *definiert* als jedwede Form einer generalisierten Einengung der lichten Weite des Wirbelkanales, wobei eine entzündliche Situation, eine tumoröse Infiltration sowie auch ein Nukleus pulposus-Massenvorfall als auslösende Ursache ausgeschlossen sind. Bezüglich der *Ätiologie* werden kongenitale Störungen (idiopathische, vor allem laterale Enge, Spondylolisthese, Hyperlordose) von erworbenen degenerativen Störungen bzw. postoperativ auftretenden Narbenstrikturen unterschieden. *Morphologisch* handelt es sich bei den degenerativen Formen meist um eine ossäre Hypertrophie (Spondylarthrose, Spondylose) bzw. eine Hypertrophie von Weichteilgewebe (Ligg. flava, narbiges Granulationsgewebe u. a.); nicht selten sind sie mit einer zusätzlichen, anlagebedingten Störung kombiniert. Betroffen sind meist ältere und alte Menschen, Männer häufiger als Frauen.

Klinisch handelt es sich in den meisten Fällen um eine kompensierte (stumme) Situation. Im Falle einer Dekompensation im Sinne einer *Claudicatio spinalis intermittens* kommt es zu segmentalen oder diffusen periphe-

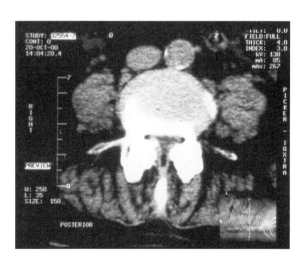

Abb. 8.1. Ausgeprägte degenerative (sekundäre) lumbale Spinalkanalstenose im horizontalen MRT-Schnittbild durch bilaterale knöcherne Hypertrophie der Facettengelenke

ren Parästhesien, segmentalen Schmerzen sowie eventuell auch segmentalen muskulären Krämpfen, die vor allem beim Zurücklegen einer bestimmten Wegstrecke, aber auch nach langem Stehen mit hyperlordotisch eingestellter Lendenwirbelsäule auftreten; im Zuge einer Rumpfanteklination wird häufig eine Symptombesserung berichtet.

Zur eindeutigen Objektivierung und auch Quantifizierung des Ausmaßes einer spinalen Enge ist eine *bildgebende Diagnostik* unerlässlich. Hierzu zählt zunächst die Fertigung von Röntgen-Nativaufnahmen der Lendenwirbelsäule in 2 Ebenen im Stehen; die höchste Aussagekraft besitzen das Post-Myelo-CT sowie das Kernspintomogramm (Abb. 8.1).

Behandlungsstrategien bei lumbaler Spinalkanalstenose

Grundsätzlich ist die *Primärbehandlung* Symptom-orientiert, wobei so konservativ wie möglich vorgegangen werden sollte, bis eine subjektiv tolerierte klinische Situation gegeben ist. Nur bei drohender neurologischer Dekompensation bzw. bei konservativ nicht zu beherrschendem Schmerzbild ist eine operative Intervention im Sinne einer dorsalen lumbalen Dekompression (evtl. mit zusätzlicher transpedikulärer Stabilisierung) zu erwägen.

In leichteren Fällen genügt im Allgemeinen eine *ambulante* Behandlung durch den niedergelassenen Facharzt; bei ausgeprägtem klinischen Bild noch ohne schwerwiegende neurologische Defizite wird, vor Indikationsstellung zu einem möglichen operativen Vorgehen, in aller Regel eine 3–5-wöchige stationäre Behandlung mit Durchführung kombinierter medikamentöser, krankengymnastischer, physikalischer und balneologischer Strategien im Rah-

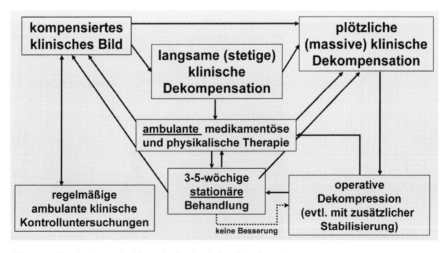

Abb. 8.2. Algorhythmus der Therapie der lumbalen Spinalkanalstenose

men eines multimodalen Therapiekonzeptes empfohlen (Abb. 8.2). In diesem Zusammenhang ist zur Verlaufskontrolle das konsequente Führen eines Schmerztagebuches (Schmerzgradation von 0–10 im Rahmen einer visuellen Analogskala; 2–3-mal am Tag vorzunehmen) empfehlenswert.

Medikamentöse Behandlungsstrategien

Klinisch unspezifische (oft auch nur muskulär bedingte) Schmerzbilder sollten durch eine konsequente adäquate *systemische* Abdeckung mit der bekannten Palette der *Analgetika* (Paracetamol, ASS, Methalgin, NSAR, auch Opioide) erfolgen, wobei hier das bekannte 3-Stufen-Schema der WHO empfohlen wird. Bei begleitendem Wurzelödem mit möglicher radikulärer Irritation sollte in erster Linie auf gut wirksame *Antiphlogistika* (NSAR, Tabelle 8.1), bei mehr als einwöchiger Applikation aufgrund der bekannten gastrointestinalen Nebenwirkungen unter zusätzlichem Einsatz von Protonenpumpenhemmern zurückgegriffen werden. In hartnäckigen Problemfällen kann auch ein „oraler Kortisonstoß" über 5–7 Tage (Prednisolon in absteigender Dosis, beginnend mit etwa 60 mg) erwogen werden. Zusätzlich kommt eine begleitende neurotrope Medikation mit Vitamin-B-Präparaten bzw. analogen Wirkstoffen (Tabelle 8.2) sowie die Verabreichung von Muskelrelaxanzien (Tabelle 8.3) in Frage.

An *lokalen* medikamentösen Behandlungsmaßnahmen steht im Falle eines mehr radikulär-neuralgischen Schmerzbildes die *epineural-dorsale* (lumbal paravertebral; Tabelle 8.4) bzw. *epineural-sakrale Injektion* (Abb. 8.3) isotoner Kochsalzlösung (10–20 ml), evtl. mit Triamcinolonzusatz (Tabelle 8.5) im Vordergrund; empfohlen werden hier 6–10-malige Anwendungen in etwa ein- bis zweitägigen Abständen. Liegt gleichzeitig eine schmerzhafte Irritation der lumbalen Facetten vor, kann eine begleitende *Facetteninfiltration* (Abb. 8.4) mit Lokalanästhetika (Tabelle 8.6), auch hier evtl. mit Triamcinolonzusatz erfolgen.

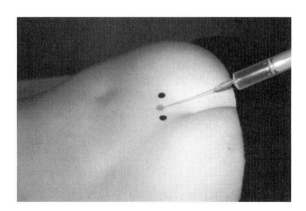

Abb. 8.3. Epidural-sakrale Injektion in Kyphoselagerung des lumbosakralen Überganges

Tabelle 8.1. Übersicht über die verschiedenen Gruppen der nichtsteroidalen Antirheumatika (Stand: Frühjahr 2004)

Stoffgruppen	Chemische Substanzen	Präparate (ausgewählte Beispiele)	Tageshöchstdosis [mg]	Halbwertzeit [Std.]
Salizylate	Azetylsalizylsäure	Aspirin, ASS, Spalt ASS, Thomapyrin akut, Togal usw.	2000–6000	0,2–3
Anthranilsäure-Derivate (Fenamate)	Mefenaminsäure	Parkemed, Ponalar	1500	2–5
Arylessigsäure-Derivate (Fenac-Verbindungen)	Acemetacin	Rantudil	180	2–5
	Diclofenac	Alvoran, Diclac, Diclophlogont, Diclo-Puren, Effekton, Monoflam, Myogit, Dolgit-Dolo, Voltaren usw.	200	1–4
	Acelofenac	Beofenac	200	2–5
	Indometacin	Amuno, Indocontin, Indomet, Indo-Phlogont, Inflam usw.	150–175	2–5
	Lonazolac	Argun, Arthro-akut	600	6
	Proglumetacin	Protaxon	600	2–5
Arylpropionsäure-Derivate (Profen-Verbindungen)	Ibuprofen	Aktren, Brufen, Dolgit, Dolopuren, Ibuflam, Ibuhexal, Ibuphlogont, Imbun, Novogent, Optalidon-200, Opturem, Tabalon, usw.	1600	1–2,5
	Ketoprofen	Gabrilen, Orudis, Spondylon	300	1,5–2,5
	Naproxen	Dysmenalgit, Malexin, Proxen	750–1000	12–14
	Tiaprofensäure	Surgam	600	1–2
Oxikame	Piroxicam	Brexidol, Felden, Piroflam	20(–40)	45–55
	Meloxicam	Mobec	15	18–30
	Lornoxicam	Telos	16	3–4
Coxibe	Rofecoxib	Vioxx	50	16
	Valdecoxib	Bexra	40(80)	8–11
	Celecoxib	Celebrex	400	8–12
Pyrazolon-Derivate	Azapropazon	Tolyprin	1800	12
	Mofebutazon	Diadin-M, Mofesal	900	2
	Phenylbutazon	Ambene	600	70–75
Oxaceprol		AHP-200, danoprox	1200	4–8

Konservative Therapieoptionen beim engen lumbalen Spinalkanal 75

Tabelle 8.2. Neurotrope Medikation zur unterstützenden Behandlung neurologischer Dysfunktionen bei lumbaler Spinalkanalstenose (Auswahl)

Wirkstoffe	Handelsnamen	Applikationsform
Kombinationen aus Vitamin-B1-Derivaten (Thiamin) und Vitamin B6 (Pyridoxin)	Bevit forte, Medivitan N Neuro, milgamma-100, Neuralysan S, Neuro-AS N, neuro-B forte, Neurobion N, Neuro-Effekton B, Neurogrisevit-N, Neuro-ratiopharm N, Neuro STADA, Neurotrat S forte, Neuro-Vibolex 200, Pleomix-B1+6, Vitamin B duo JENAPHARM	oral
Kombinationen aus Vitamin-B1/-Derivaten (Thiamin), Vitamin B6 (Pyridoxin) und Vitamin B12 (Cyanocobalamin)	milgamma N, Neurobion, Neuro-rationpharm, Neurotrat forte, Neuro-Vibolex, Vitamin-B-Komplex, Sanum	i.m. (evtl. s.c.)
Kombination aus Vitamin B1 (Thiamin), Vitamin B 6 (Pyridoxin) und Lidocain	Hewedolor neuro	i.m.
Kombination aus Vitamin B1 (Thiamin), Vitamin B6 (Pyridoxin), Vitamin B12 (Cyanocobalamin) und Lidocain	Novirell B	i.m.
Uridin-5-triphosphat, Uridin-5-diphosphat Uridin-5-monophosphat und Cytidin-5-monophosphat	Keltican N	oral, i.m.

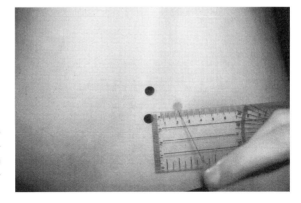

Abb. 8.4. Lumbale Facetteninfiltration: Zugang 2 cm paravertebral, die Nadel zwischen den jeweiligen Dornfortsätzen senkrecht vorgeschoben

Tabelle 8.3. Zentral wirkende Muskelrelaxanzien (Auswahl)

Wirkstoffe	Handelsnamen	Einzeldosis [mg]
Tetrazepam	Mobiforton, Musapram, Musaril, Muskelat, Myospasmal, Rilex, Tethexal, Tetra-saar, Tetrazep	50
Mephenesin	DoloVisano	250
Tolperison	Mydocalm	50
Orphenadrin	Norflex	100
Methocarbamol	Ortolon	1000
Carisoprodol	Sanoma	350
Tizanidin	Sirdalud	2, 4, 6

Tabelle 8.4. Technik der lumbalen paravertebralen Injektion

Höhe	Zugang
L4	oberhalb des Querfortsatzes L5 im Winkel von 60° nach medial geneigt, leicht aszendierend
L5	oberhalb des Querfortsatzes L5 1–2 cm weiter geschoben im Winkel von 60° nach medial geneigt, leicht deszendierend
S1	oberhalb des Querfortsatzes L5 im Winkel von 60° nach medial geneigt, Nadel um 45° angehoben

Tabelle 8.5. Glukokortikoide zur epidural-dorsalen bzw. epidural-sakralen Injektion (Auswahl)

Wirkstoffe	Handelsnamen (Beispiele)	Konzentration [mg]
Triamcinolondiacetat	Delphicort 25/40	25, 40
	Delphimix	40
Triamcinolonacetonid	Berlicort Injekt	
	Kenalog Kristallsuspension	40
	Triam-Lichtenstein-Kristallsuspension	10, 40
	Triamhexal-Kristallsuspension	10, 40
	Triam-Inject-Kristallsuspension	10, 40, 60
	Volon-A-Kristallsuspension	10, 40, 80
Triamcinolonhexacetonid	Lederlon	5, 20

Tabelle 8.6. Lokalanästhetika zur lumbalen Facetteninfiltration

Wirkstoffe	Handelsnamen (Beispiele)	Konzentration
Bupivacain	Bucain, Carbostesin	0,25%, 0,5%
Mepivacain	Meaverin, Scandicain	0,5%
Lidocain	Lidoject sine	0,5%
Prilocain	Xylonest	0,5%, 1,0%
Ropivacain	Naropin	2 mg/ml

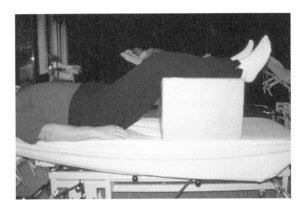

Abb. 8.5. LWS-entlastende Lagerung im Stufenbett

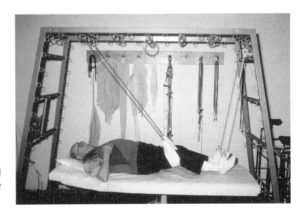

Abb. 8.6. Entlastungslagerung der gesamten Rumpfwirbelsäule im Schlingentisch

Lagerung

Die lumbale Spinalkanalstenose ist ein mechanisches Problem; jedwede Strategie sollte daher auch der mechanischen Entlastung des betroffenen Wirbelsäulensegmentes dienen. Im Vordergrund steht hier die Entlordosierung der lumbalen Wirbelsäule (z. B. im Stufenbett oder im Schlingentisch; Abb. 8.5 und 8.6), die unter anatomischen Gesichtspunkten zu einer –

wenn auch nur geringen – Aufweitung des Spinalkanales führt und somit den lokalen Druck auf die nervös leitenden Strukturen zumindest vorübergehend mindern hilft. Außerdem kommt es hierbei zu einer Entstauung der venösen lumbalen Spinalkanalplexus und auch zu einer Entlastung der meist deutlich degenerativ veränderten Facettengelenke. Milde zusätzliche Traktionen (bis maximal 25% des Körpergewichtes) sind in diesem Zusammenhang ebenfalls ratsam.

Krankengymnastische Behandlung

Auch die mobilisierende krankengymnastische Behandlung sollte vor allem unter dem Aspekt der mechanischen Entlastung der lumbalen Wirbelsäule erfolgen. Hier stehen entlordosierende Flexionsübungen (als *Einzel-* oder als *Gruppenmaßnahme;* z. B. Rumpfstabilisation nach Brunkow, nach Brügger etc.) im Vordergrund (Abb. 8.7). Des Weiteren können in leichter Rumpfanteklination milde Traktionen durchgeführt werden. Unterstützt werden diese Übungen durch ein gezieltes Auftrainieren der stabilisierenden Bauch- und Rückenmuskulatur (Steigerung der Belastungstoleranz verschiedener Muskelgruppen) im Rahmen der *medizinischen Trainingstherapie (MTT)*, wobei hierbei Komplexbewegungen möglichst vermieden und ganz überwiegend in nur einer Bewegungsebene trainiert werden sollte (Abb. 8.8). Als wesentlicher Baustein steht hier einerseits das Laufbandtraining, vor allem aber das Ergometertraining (Standfahrrad, 25–50 Watt; Abb. 8.9), das dann später auch konsequent zu Hause weiter fortgeführt werden sollte, im Vordergrund. An *therapeutischem Sport* kommen nur gleichmäßige Bewegungsabläufe ohne kinetische Kraftspitzen in Frage (Wandern, Walken, Gymnastik, Schwimmen usw.).

Außerdem sollte der Patient im Rahmen einer theoretischen Schulung (so genannte *Rückenschule* nach Krämer) erfahren, welche Bewegungsmuster und -abläufe erlaubt und welche möglichst vermieden werden sollten.

Ein gezieltes, vor allem dosiertes Gangtraining in einem speziellen Parcours (evtl. mit einer Begleitperson; Abb. 8.10) dient der Überprüfung des Behandlungserfolges, vor allem aber zur Beurteilung der Restbelastbarkeit. Ein frühzeitiges Auftreten auffälliger neurologischer Dekompensationszeichen gibt dann Hinweise auf eine möglicherweise sich anbahnende Operationsindikation im Sinne einer lumbalen Dekompression.

Balneologische und physikalische Therapiemaßnahmen

Balneologische Behandlungsstrategien sind im Falle einer lumbalen Spinalkanalstenose allenfalls als ergänzende Maßnahmen aufzufassen. Hier sind das *Moorbad* (Abb. 8.11), das *Wannenbad,* vor allem auch das *Thermalbad* (Einzel- oder Gruppenbehandlung; Abb. 8.12), hier unter Aufhebung der Körperschwerkraft zu nennen. Abgezielt wird im Wesentlichen auf eine De-

Konservative Therapieoptionen beim engen lumbalen Spinalkanal 79

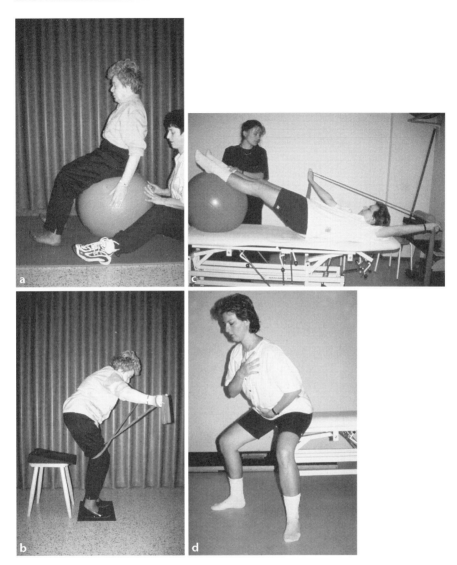

Abb. 8.7 a–d. Krankengymnastische Einzelbehandlung. **a** Sitzen auf instabiler Unterlage (Pezzi-Ball), **b** Sitz-Stehtraining in Kyphosehaltung der LWS mit einem Thera-Band, **c** Training der lumbalen Rückenstreckmuskulatur im Liegen und **d** Training der lumbalen Rückenstreckmuskulatur im Stehen (Kyphosehaltung der LWS)

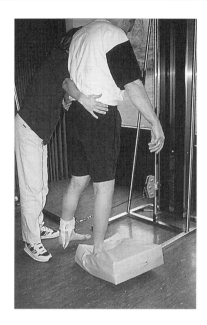

Abb. 8.8. Medizinische Trainingstherapie (MTT) bei lumbaler Spinalkanalstenose im Sinne eines Koordinationstrainings der unteren Extremitäten auf instabiler Unterlage

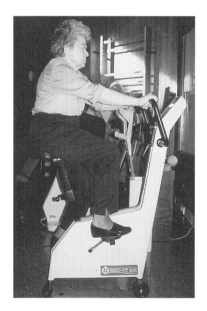

Abb. 8.9. Ergometertraining

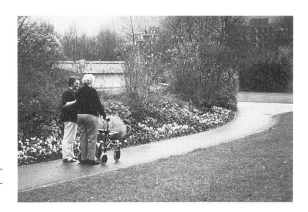

Abb. 8.10. Individuelles Gangtraining im Gehparcours mit einem Mediator

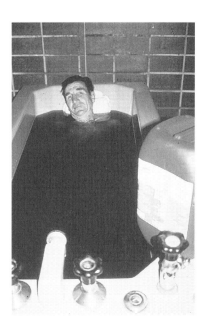

Abb. 8.11. Wannenmoorbad

tonisierung der oft irritierten und reaktiv verspannten paravertebralen Rückenstreckmuskulatur (sog. myofasziale Funktionsstörungen).

Im Rahmen der *Elektrotherapie* entfalten *Interferenzströme* einen ähnlichen muskulär-detonisierenden Effekt (Abb. 8.13). Demgegenüber sind das *2-Zellen-Bad* (Abb. 8.14) sowie das *Stangerbad* (galvanische Ströme) als wirksamer analgetischer Ansatz im Falle neuralgischer Schmerzbilder zu werten. In die gleiche Richtung zielt die Anwendung der *TENS* (**t**ranskutane **e**lektrische **N**erven**s**timulation; Abb. 8.15).

An weiteren ergänzenden (passiven) Behandlungsmaßnahmen sind die *manuelle Massage*, lokale *Fango-* bzw. *Heißluftanwendungen*, der Einsatz

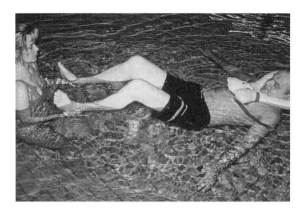

Abb. 8.12. Thermalbadanwendung; entlastende Rückenlage mit Schwimmhilfen

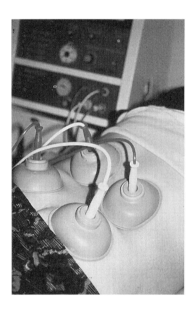

Abb. 8.13. Interferenzstromapplikation im Bereich der LWS

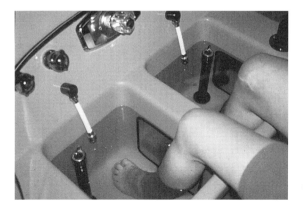

Abb. 8.14. Zweizellenbad für die unteren Extremitäten mit galvanischen Strömen

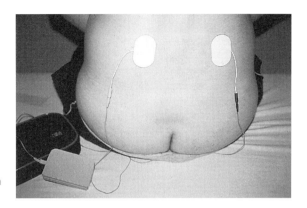

Abb. 8.15. TENS-Applikation im Bereich der LWS

einer heißen Rolle bzw. *lokale Wickel* sowie die *Unterwassermassage* anzuführen; auch diese Strategien dienen vor allem der Hyperämisierung und Detonisierung einer irritierten hypertonen Rückenstreckmuskulatur.

Ergotherapeutische Behandlung

Im akuten Beschwerdestadium steht hier in erster Linie eine adäquate *Hilfsmittelversorgung* im Vordergrund, die die funktionelle Leistungsfähigkeit des Patienten in seinem Umfeld verbessert und ihm Unabhängigkeit von einer betreuenden Hilfe ermöglicht (z. B. Strumpf- oder Schuhanziehhilfen, Greifzangen, u. a.; Abb. 8.16), aber auch – in Abhängigkeit von der Mobilität und Gangsicherheit – die Verordung geeigneter *Gehhilfen* (Unterarmgehstöcke, Vierfüßlerstütze, Rollator, Achselgehwagen, evtl. sogar Rollstuhl; Abb. 8.17). In diesem Zusammenhang sind des Weiteren spezielle entlordosierende Stuhlauflagen oder „Bandscheibenstühle" zu nennen. Bei deutlichen, temporär oder auf Dauer bestehenden motorischen Defiziten mit Beeinträchtigung der Geh- und Stehfähigkeit ist ein individuell abgestimmtes *Verhaltens-* und *Selbsthilfetraining* zur Wiederherstellung oder Erhaltung der Eigenständigkeit unverzichtbar.

Ärztliche und psychologische Begleitmaßnahmen

Im Rahmen der Aufklärung über das Krankheitsbild und einer evtl. anstehenden operativen Intervention, vor allem bei Besprechung der bildgebenden Diagnostik sollte auf eine „chaotische Wortwahl" (z. B. „drohende Querschnittslähmung", „auf Dauer im Rollstuhl" u. ä.) verzichtet werden. Im Zuge einer *Diätberatung* sollte auf die Bedeutung einer Normalisierung des Körpergewichtes hingewiesen werden.

Die *Akupunktur* sowie evtl. eine *psychologische Mitbetreuung* des Patienten stellen ebenfalls wichtige begleitende Maßnahmen dar.

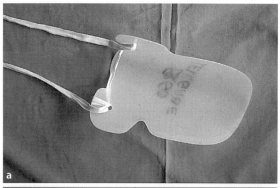
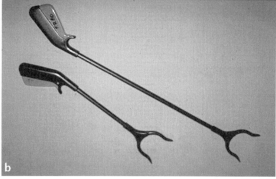

Abb. 8.16. Hilfsmittel aus der Ergotherapie: **a** Strumpfanziehhilfe und **b** Greifzangen

Orthetische Versorgung

Zur Aufrechterhaltung einer konsequenten Entlordosierung der lumbalen Wirbelsäule mit hieraus resultierender Erweiterung des lumbalen Wirbelkanales sowie Entlastung der lumbalen Facettengelenke dient das (vorübergehende) Tragen eines *Flexionskorsetts* nach Krämer (Abb. 8.18). Einen weniger gut Wirbelsäulen-stützenden Effekt besitzen *textile Lumbalorthesen* (evtl. mit dorsaler Druckpelotte) sowie ein *Lindemann-Mieder*.

Schlussfolgerungen

Konservative Behandlungsstrategien zeitigen beim klinisch oft sehr variablem Schmerzbild einer lumbalen Spinalkanalstenose oft über einen langen Zeitraum einen durchaus subjektiv befriedigenden Erfolg; es kann dann von einem zufriedenstellenden Behandlungsergebnis gesprochen werden, wenn seitens des Patienten eine subjektiv tolerable kompensierte Situation angegeben wird. Auf der anderen Seite muss der Betroffene darauf hingewiesen werden, dass es sich bei der mechanischen Enge in den allermeis-

Konservative Therapieoptionen beim engen lumbalen Spinalkanal 85

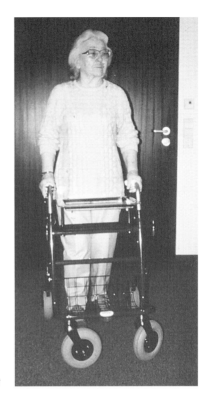

Abb. 8.17. Rollator

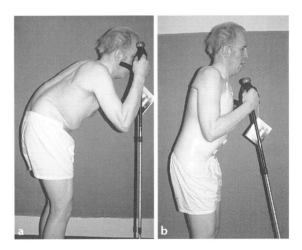

Abb. 8.18. Klinisches Fallbeispiel eines Patienten mit Haltungsverfall bei lumbaler Spinalkanalstenose: **a** hochgradig beeinträchtigte Mobilität trotz Einsatz von Gehstöcken, **b** deutliche Verbesserung der Rumpfhaltung und damit auch der Mobilität durch individuell gefertigte Thorakolumbalorthese aus Kunststoff

ten Fällen um eine progrediente Störung handelt, bei der neurologische Begleiterscheinungen anfänglich oft nur geringfügig ausgeprägt sind. Unter diesem Aspekt ist im zeitlichen Längsschnitt eine konsequente engmaschige ärztliche Betreuung anzuraten.

Von einer *relativen Operationsindikation* ist dann auszugehen, wenn über einen Zeitraum von (3–)6 Monaten eine hartnäckige subjektive Therapieresistenz angegeben wird. Eine *absolute Operationsindikation* liegt dann vor, wenn bildgebend eine Verlegung des lichten Querschnittes des lumbalen Spinalkanales um mehr als 50% vorliegt bzw. der Sagittaldurchmesser des lumbalen Wirbelkanales weniger als 10 mm beträgt; die deutliche Progredienz neurologischer Defizite bei relativer Spinalkanalstenose ist ebenfalls als Operationsindikation zu werten.

Literatur

1. Baumgärtner H (1993) Klinik der Spinalstenose. Orthopäde 22:211
2. Bennini A (1993) Die lumbale Wirbelkanalstenose. Ein Überblick 50 Jahre nach den ersten Beschreibungen. Orthopäde 22:257
3. Castro WHM, Jerosch J (1996) Orthopädisch-traumatologische Wirbelsäulen- und Beckendiagnostik. Enke Stuttgart
4. Heisel J (1999) Wirbelsäulen-Lexikon. Ecomed, Landsberg/Lech
5. Jeanneret B, Forster T (1993) Anamnese und Myelographie in der präoperativen Abklärung der lumbalen Spinalkanalstenose. Orthopäde 22:227
6. Krämer J (1997) Bandscheibenbedingte Erkrankungen. 4. Aufl. Thieme, Stuttgart New York
7. Krämer J (2002) Behandlung lumbaler Wurzelkompressions-Syndrome. Dt Ärzteblatt 99:B1269
8. Matzen KA, Siebert W, Gondolph-Zink B, Blümlein H, Noack W (2002) Lumbale Spinalkanalstenose. In: Leitlinien der Orthopädie. Herausgegeben von der Deutschen Gesellschaft für Orthopädie und Orthopädischen Chirurgie und dem Berufsverband der Ärzte für Orthopädie, 2. Aufl. Deutscher Ärzte-Verlag, S 127
9. Wirth CJ (2001) Praxis der Orthopädie I. Thieme, Stuttgart New York

9 Physiotherapeutische Behandlung der dekompensierten lumbalen Spinalkanalstenose

U. Betz

Einleitung

Stereotype Behandlungsprogramme zu bestimmten Diagnosen sind zu Recht überholt. Aber zu den meisten Diagnosen gibt es typische klinische Bilder, die typische Behandlungsziele vorgeben. Dieses Wissen stellt für den Therapeuten zusammen mit dem Wissen um die Pathophysiologie der Erkrankung eine Hintergrundinformation dar, auf deren Basis er die physiotherapeutische Untersuchung durchführt und die für den Patienten spezifische Behandlung plant.

Sie muss sich an den jeweiligen klinischen Zeichen des Patienten orientieren, an seiner Situation und den Zielen auf der persönlichen und der gesellschaftlichen Ebene [11].

Typische Störungsbilder bei Patienten mit spinaler Stenose

Um die physiotherapeutischen Möglichkeiten bei dekompensierter Spinalkanalstenose möglichst komplett zu beschreiben, sollen nachfolgend die so genannten Störungsbilder des Bewegungssystems als Grundgerüst dienen. Alle physiotherapeutischen Maßnahmen und Techniken beziehen sich auf eines dieser Störungsbilder, so dass sie die physiotherapeutischen Möglichkeiten bezüglich des Bewegungssystems repräsentieren.

Im Rahmen des „Neuen Denkmodells der Physiotherapie" wurden folgende 6 Störungsbilder am Wirkort Bewegungssystem definiert [6]:
- Verminderte Bewegungsqualität
- Verminderte Beweglichkeit
- Schmerz und Reizzustände am Bewegungssystem
- Verminderte Belastbarkeit (der Strukturen)
- Hypermobilität und Instabilität
- Verminderter Trainingszustand.

Typische Veränderungen der Bewegungsqualität

Im Bereich Bewegungsqualität wurden Qualitätskriterien für nicht krankmachendes Bewegungsverhalten definiert [2, 4]. Das homogene Nutzen aller Anteile des Bewegungssystems gilt dabei als Schlüsselkriterium. Dies bedeutet im Falle einer Rumpfbeuge, dass an der Bewegung die gesamte Wirbelsäule und die Hüftgelenke in einem ausgeglichenen Maße beteiligt sein müssen. Der Bewegungsablauf einer Rumpfbeuge eines typischen Patienten mit spinaler Stenose erfüllt diese Qualitätskriterien nicht. Anstelle einer homogenen Nutzung verbleibt die Wirbelsäule in ihrer Standposition, während die Bewegung überwiegend durch die Hüftgelenke ausgeführt wird (Abb. 9.1). Die Flexion, besonders der Lendenwirbelsäule, wird im Vergleich zur Hüfte reduziert oder gar nicht eingesetzt. Schon im aufrechten Stand ist zu erkennen, dass die spinale Stenose, im Unterschied zur Bandscheibenerkrankung, zu der Gruppe der „zuviel-Extension-Probleme" zu rechnen ist. Die Lordose ist vertieft, begleitet von der zugehörigen Verstärkung der Beckenkippung und Zunahme der Hüftflexionsstellung. Neben der ausgeprägten Lordosierung sind in der Lendenwirbelsäule typischerweise ein starker Tonus und eine massive Hypertrophie der Rückenstrecker zu beobachten (Abb. 9.2). Wahrscheinlich gibt es hierfür zwei Gründe: Zum einen haben viele Menschen mit spinaler Stenose in ihrem Leben körperlich schwer gearbeitet (Beispiel: Feldarbeit) und so ihre Rückenmuskeln stark trainiert. Zum anderen schleppen zahlreiche Patienten seit vielen Jahren ventrale Plusgewichte (dicker Bauch, große Brüste) mit sich. Da diese ein Drehmoment in Richtung Wirbelsäulenflexion erzeugen, müssen die Rückenstrecker ein entsprechendes Drehmoment in die Extension erzeugen, um das Fallen nach vorn-unten zu verhindern.

Völlig gegensätzlich zur Rückenmuskulatur erscheint der Zustand der Abdominalmuskulatur. Der Tonus ist gering, einzelne Funktionen sind massiv eingeschränkt. Zudem beobachtet man häufig Narben von operativen Zugängen in der Bauchregion. Diese können die mangelhafte Funktion der Bauchmuskulatur weiter verschlechtern.

Die notwendige Balance der Rumpfmuskulatur ist durch das Überwiegen der Rückenstrecker gestört. Als Konsequenz verstärkt sich die Lordosierung der Lendenwirbelsäule und die flexorische Nutzung im Alltag wird zunehmend reduziert. Dies belastet den dorsalen Pfeiler der Wirbelsäule zusätzlich, was die spinale Stenosierung vorantreiben kann.

Zumindest bedeutet es jedoch eine „funktionelle Stenosierung", da der Spinalkanal in Extension ein geringeres Lumen hat [9].

Als physiotherapeutische Konsequenz ergeben sich zwingend die Entlordosierung der Haltung und der vermehrte Einsatz der Lendenwirbelsäulenflexion im alltäglichen Bewegungsablauf als Therapieziel. Dazu sind jedoch entsprechende Bewegungstoleranzen notwendig. Das Lumen des Spinalkanales wird durch Entlordosierung erweitert und damit die Durchblutung des Nervensystems verbessert.

Physiotherapeutische Behandlung der dekompensierten lumbalen Spinalkanalstenose

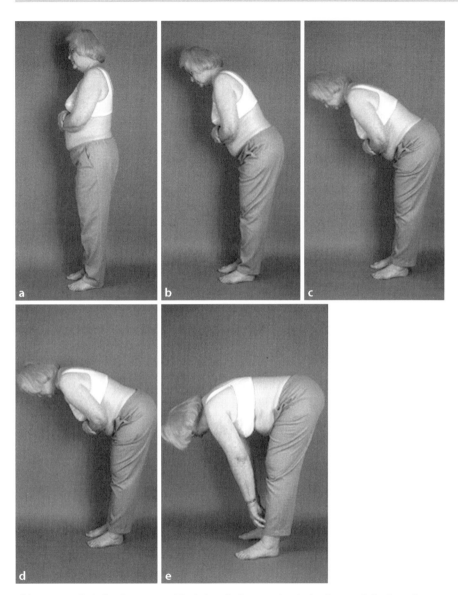

Abb. 9.1 a–e. Typischer Bewegungsablauf eines Patienten mit spinaler Stenose beim Rumpfbeugeversuch.

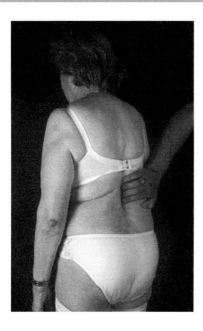

Abb. 9.2. Typischer Hypertonus der Rückenstrecker bei Patienten mit spinaler Stenose

Typische Veränderungen der Mobilität

Der Patient kann die notwendige Entlordosierung der Haltung und Intensivierung der flektorischen Nutzung nur leisten, wenn die entsprechende Beweglichkeit der Lendenwirbelsäule in die Flexion und der Hüftgelenke in die Extension gegeben ist. Hier zeigt sich, wie verwoben die verschiedenen Störungsbilder miteinander sind. Bestehen beim Patienten Einschränkungen dieser Bewegungsfähigkeiten, muss in der physiotherapeutischen Therapie und mittels eines Heimprogrammes mobilisiert werden. Die bestehenden Einschränkungen in der Lendenwirbelsäule sind teilweise derart massiv, dass zunächst die Weichteile intensiv mobilisiert werden müssen, um eine Bewegung überhaupt zu ermöglichen. Bezüglich der Hüfte ist die Verbesserung der Beweglichkeit in einigen Fällen durch ein Kapselmuster einer begleitenden Hüftarthrose lediglich begrenzt möglich.

Behandlung bezüglich Schmerz und Reizzustand

Dem für die spinale Stenose typischen „Claudicatio-spinalis-Schmerz", der sich nach dem Zurücklegen einer bestimmten Gehstrecke einstellt, begegnen die Patienten automatisch mit Stehenbleiben oder Hinsetzen (Entlordosierung), um den Sauerstoffbedarf des Nerven zu reduzieren, beziehungsweise die Durchblutung zu verbessern [3].

Um die Wegstrecke zu verlängern, bieten sich zwei alternative Strategien an:

Ist das Ende der schmerzarmen Gehstrecke erreicht, beugt sich der Patient zu seinem Fuß, als wolle er seinen Schuh binden oder etwas aufheben. Die Lendenwirbelsäule lässt sich dadurch (im Rahmen ihrer Möglichkeiten) maximal entlordosieren und die Durchblutung des Nervensystems optimal verbessern.

Bevor der Patient aufgrund mangelnder Gehstrecke auch bei kürzesten Wegstrecken ins Auto steigt, bietet sich als Alternative zum Gehen das Fahrrad fahren an, da die Lendenwirbelsäule dabei entlordosiert wird und die funktionellen Voraussetzungen besser sind als beim Gehen.

Bei vielen Patienten bestehen jedoch nicht nur die typischen „Claudicatio-spinalis-Beschwerden" sondern zudem noch eine meist lumbale Ruheschmerzsymptomatik. Sie wird am wahrscheinlichsten ausgelöst durch eine Aktivierung der in aller Regel bei der spinalen Stenose vorhandenen Osteochondrose verschiedener Wirbelsäulensegmente. Die Symptome werden durch den resultierenden Höhenverlust des Segmentes überwiegend durch den dorsalen Pfeiler der Wirbelsäule provoziert.

In der Physiotherapie werden allgemeine und spezifische Techniken zur Schmerzbehandlung unterschieden [10].

Die allgemeinen Techniken beeinflussen die Schmerzempfindung ohne Behandlung der eigentlichen Ursache der Schmerzen. Als Grundlage dient auch heute noch die Gate-Control-Theorie von Melzack und Wall [7]. Durch die schmerzarme Aktivierung von Mechanorezeptoren werden auf Rückenmarksebene im Hinterhorn die vorhandenen nozizeptiven Signale gefiltert, so dass nur ein Teil der Schmerzsignale an das Gehirn weitergeleitet wird.

Als „Lieferanten für möglichst intensive Mechanorezeptorenaktivität" stehen verschiedenste physiotherapeutische Techniken wie schmerzarme passive und aktive Bewegungen, Traktionen, Oszillationen und Massagen zur Verfügung [1].

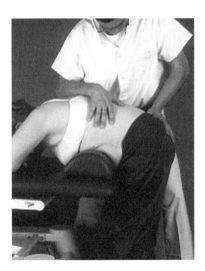

Abb. 9.3. Behandlungstechnik zur Flexionsmobilisation der Lendenwirbelsäule in Kombination mit einer Traktion

Im Unterschied hierzu kann auch mit spezifischen Techniken behandelt werden. Hierbei wird versucht, die Schmerzursache direkt anzugehen und zu entlasten (Verminderung der nozizeptiven Reize). Die oben angesprochenen Mobilisationen der Lendenwirbelflexion können als solche betrachtet werden. Dazu werden häufig Traktionstechniken in Flexion angewandt (Abb. 9.3). Bei einseitiger Betonung des Problems werden die Techniken mit Lateralflexion zur Gegenseite kombiniert.

Neben den beschriebenen Wirkmechanismen sind durch die verschiedenen schmerzlindernden Techniken andere Effekte, wie zentrale Desensibilisierung des Hinterhorns und veränderte zentrale Schmerzwahrnehmung, Senkung der sympathischen Aktivität (Reduzierung des Muskeltonus, verbesserter Lymphabfluss, geringere Erregbarkeit der Nozizeptoren), verbesserter venöser Rückstrom und verbesserte Trophik denkbar.

Konsequenzen aus mangelnder Belastbarkeit der Strukturen

Im Zusammenhang mit einer akuten Reizsymptomatik ist die Belastbarkeit der Wirbelsäulenstrukturen vermindert. Neben den entlastenden Techniken während der Therapie muss der Patient daher auch während des Tages die Belastung auf die Wirbelsäule reduzieren. Bettruhe besonders im Stufenbett, Dauertraktionen, Gehen an Unterarm-Gehstützen und eine entlordosierende Miederversorgung (Immobilisierung, Erhöhung des intraabdominellen Druckes) sind dabei bewährte Möglichkeiten. Parallel zur Rückläufigkeit des Ruheschmerzes kann und muss die Belastung auf das Bewegungssystem schrittweise wieder gesteigert werden.

Ein Mangel an Stabilität

Die bereits erwähnte begleitende Osteochondrose verschiedener Wirbelsäulensegmente kann eine Instabilitätssymptomatik erzeugen. Die therapeutische Antwort darauf muss die Stabilisierung des Bewegungssystems, speziell der betroffenen Wirbelsäulensegmente sein. Auch dazu kann ein entlordosierendes Mieder sinnvoll sein. Bei der aktiven Stabilisierung ist in den letzten Jahren die Aktivität des M. transversus abdominis, der Mm. multifidi und des muskulären Beckenbodens in den Mittelpunkt gerückt [8]. Die Aktivierung dieser Muskelgruppen gilt als Grundlage der stabilen Bewegungsfähigkeit. Zunächst werden diese Muskelgruppen in entlasteter Position isoliert angesprochen. Die erworbene Aktivität wird in belastete Positionen und Bewegungen und letztlich in den Bewegungsalltag integriert. Nach allem bisher dargestellten, ist ein häufig als pauschal bei Rückenbeschwerden als sinnvoll erachtetes Training der Rückenmuskelkraft bei den hier beschriebenen „typischen Patienten mit spinaler Stenose" keineswegs sinnvoll.

Mangelnder Trainingszustand

Durch die notwendige Entlastung des akuten Reizzustandes und insbesondere durch die teilweise über lange Zeit eingeschränkte Gehfähigkeit ist der Trainingszustand vieler Patienten bezüglich der typischen Kriterien Ausdauer und Koordination schlecht. Zudem bestehen, wie beschrieben, typische Defizite im Bereich der Bauchmuskelkraft. Den Defiziten des Trainingszustandes sollte mit einem individuellen, regelmäßig durchzuführenden Übungsprogramm begegnet werden. Um beim Training der Gehfähigkeit eine möglichst lange Gehstrecke zu erreichen führt der Patient vor (und während) des Gehens mehrere flektierende Übungen der Lendenwirbelsäule durch. Sowohl für den Gesundheitszustand des Patienten, als auch bezüglich seiner „Alltagsfähigkeit" ist es negativ, wenn er den Schwierigkeiten mit seinem Bewegungssystem nachgibt und sich zunehmend passiv verhält. Die aktive Konfrontation mit dem Problem ist der Schlüssel für den Erhalt der aktiven Leistungsfähigkeiten des Patienten.

Schlussfolgerungen

Die Aufgabe der Physiotherapie im Rahmen der konservativen Behandlung der dekompensierten Spinalkanalstenose ist es, die Rahmenbedingungen für das Bewegungssystem so zu verbessern, dass der Körper wieder zunehmend in der Lage ist, die (weiterhin) vorhandene Stenose zu kompensieren und eine für den Patienten befriedigende körperliche Leistungsfähigkeit zu ermöglichen.

Selbstverständlich muss individuell entschieden werden, ob sich beim konkreten Patienten die oben genannten typischen Störungen zeigen, beziehungsweise welche Veränderungen im Mittelpunkt stehen um so, das individuell sinnvolle Behandlungsregime zusammenzustellen. Dabei kann es selbstverständlich sein, dass nicht nur die hier beschriebenen Störungsbilder des Bewegungssystems zu behandeln sind, sondern auch Störungsbilder anderer Wirkorte der Physiotherapie (Bewegungsentwicklung/Bewegungskontrolle, Innere Organe, Verhalten und Erleben).

Die beschriebenen physiotherapeutischen Behandlungsinhalte sind bezüglich der Spinalkanalstenose mangels entsprechender Daten nicht wissenschaftlich untermauert. Sie ergeben sich aus der klinischen Erfahrung zu den typischen Störungsbildern und deren entsprechenden physiotherapeutischen Behandlungsmöglichkeiten. Behandelt wird also nicht die Diagnose des Patienten, sondern die resultierenden Störungsbilder. Die physiotherapeutische Behandlung der verschiedenen Störungsbilder wiederum ist in vielerlei Form wissenschaftlich untermauert (z.B. [5]). Ob durch die Behandlung ein zufriedenstellendes Ergebnis erreicht werden kann, hängt von einigen Faktoren ab, wie den anatomischen Voraussetzungen, der Mitarbeit des Patienten und dessen Ansprüchen an das Behandlungsergebnis. Aber selbst wenn sich Arzt und Patient, aufgrund eines unbefriedigenden Ergebnisses, letztlich für die operative Dekompression entscheiden, ist die vorausgehende Behandlung der Störungsbilder als hervorragende Vorarbeit zum Gelingen der Operation und einem befriedigenden postoperativen Ergebnis zu betrachten. Denn auch, oder sogar besonders die operierte (und damit weiter destabilisierte) Wirbelsäule braucht eine gute Bewegungsqualität, Mobilität, Stabilität und einen guten Trainingszustand. Aus dieser Sicht heraus sollte bei Patienten mit dekompensierter lumbaler Spinalkanalstenose, egal ob im Rahmen einer konservativen oder einer präoperativen Behandlung unbedingt eine physiotherapeutische Behandlung durchgeführt werden. Außer der verbesserten Gehfähigkeit der Patienten ändern sich die oben genannten typischen Störungsbilder des Bewegungssystems bei Patienten mit spinaler Stenose durch eine Operation nicht. Die Störungsbilder, die präoperativ nicht aufgearbeitet werden konnten bestehen also auch nach einer Operation weiter, was wiederum physiotherapeutischen Behandlungsbedarf erzeugt. Die Behandlungsziele sind dabei identisch mit denen einer konservativen Therapie. Die Intensität der Behandlung muss sich jedoch an die, durch den Wundheilungsprozess vorgegebene aktuelle Belastbarkeitssituation anpassen.

▌Literatur

1. Berg F v d (2000) Angewandte Physiologie, Bd 1. Thieme, Stuttgart
2. Betz U (2002) Hypermobilität und Instabilität. In: Hüter-Becker A (Hrsg) Lehrbuch zum neuen Denkmodell der Physiotherapie, Bd 1. Bewegungssystem. Thieme, Stuttgart
3. Evans JG (1964) Neurogenic intermittent claudication. Br med J 2:985–987
4. Heel C (2002) Mangelnde Bewegungsqualität. In: Hüter-Becker A (Hrsg) Lehrbuch zum neuen Denkmodell der Physiotherapie, Bd 1 Bewegungssystem. Thieme Verlag, Stuttgart
5. Hides JA, Jull GA, Richardson CA (2001) Long term effects of stabilizing exercises for first-episode low back pain. Spine 26 (11):E243–248
6. Hüter-Becker A (Hrsg) (2002) Lehrbuch zum neuen Denkmodell der Physiotherapie, Bd 1. Bewegungssystem. Thieme, Stuttgart
7. Melzack R, Wall PD (1965) Pain mechanisms: a new theory. Science 150 (699):971–979
8. Richardson CA, Jull GA (1996) Musclecontrol – Paincontrol. Manual Therapy, vol 1, nr 1
9. Schulitz K-P, Wehling P, Assheuer J (1996) Die lumbale Wirbelkanalstenose. Dt Ärztebl 93:A 3340–3345
10. WHO (2002) Internationale Klassifikation der Funktionstüchtigkeit, Behinderung und Gesundheit (ICF) der Weltgesundheitsorganisation, Entwurf der deutschsprachigen Fassung, Konsensusentwurf (Stand September 2002, aus: www.dimdi.de)
11. Weinberg A, Betz U (2002) Schmerz und Reizzustand im Bewegungssystem. In: Hüter-Becker A (Hrsg) Lehrbuch zum neuen Denkmodell der Physiotherapie. Bd 1. Bewegungssystem. Thieme, Stuttgart

10 Grundlagen zur konservativen und operativen Therapie der degenerativen Spinalkanalstenose an der Lendenwirbelsäule

J. Krämer, J. Ludwig, T. Theodoridis

Einleitung

Degenerative Spinalkanalstenose bedeutet Wirbelkanaleinengung durch degenerative Veränderungen im lumbalen Bewegungssegment. Pathogenetisch wirksam ist vor allem die arthrotische Vergrößerung der aszendierenden Facette (oberer Gelenkfortsatz) mit Kompression von Spinalnerven im Wirbelkanal, sowohl intrathekal als auch extrathekal. Die entstehende Symptomatik wird als das *Syndrom der aszendierenden Facette* (Ascending facet syndrome) bezeichnet.

Ähnlich wie bei der Spondylose und Osteochondrose und den bandscheibenbedingten Erkrankungen unterscheidet man zwischen *Spinalkanalstenose* und *Spinalkanalstenoseerkrankung*. Die meisten degenerativen Wirbelkanalstenosen sind asymptomatisch. Dementsprechend spricht man von *kompensierter* und *dekompensierter* Spinalkanalstenose.

Zur Dekompensation einer Lumbalkanalstenose können folgende Symptome führen:
- Bandscheibenprotrusion bzw. -vorfall,
- aktivierte Arthrose der Wirbelgelenke mit Synovialitis und Synovialzysten und
- postoperative Narben.

Bei *Dekompensation* einer bis dahin asymptomatischen degenerativen Spinalkanalstenose kommt es zur *Kompression der Nerven* und Irritation von Schmerzrezeptoren im Wirbelkanal. Die damit einhergehende *entzündliche Schwellung* der betroffenen Nervenwurzel führt zu einer weiteren Einengung und zu einer Behinderung des venösen Abflusses: Ein Circulus vitiosus wird in Gang gesetzt.

Der konservativ therapeutische Ansatz besteht darin, Antiphlogistika (z. B. Steroide) am besten lokal zu applizieren.

Bei der degenerativen Spinalkanalstenose unterscheidet man pathologisch anatomisch monosegmentale und multisegmentale, meist bisegmentale Formen (meistens sind die Segmente L3/L4 und L4/L5 betroffen, Abb. 10.1).

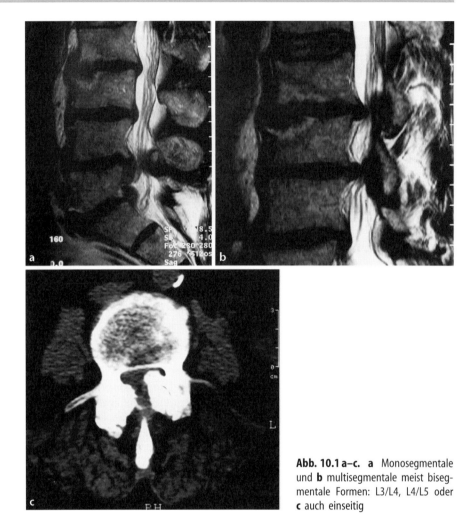

Abb. 10.1 a–c. a Monosegmentale und **b** multisegmentale meist bisegmentale Formen: L3/L4, L4/L5 oder **c** auch einseitig

Pathogenese

Die pathogenetische Konstellation zur symptomatischen degenerativen Spinalkanalstenose ist am ehesten in den Segmenten L3/L4 und L4/L5 gegeben. Unmittelbar infradiskal bei L3/L4 tritt die Wurzel L4 und bei L4/L5 die Wurzel L5 aus dem Durasack und läuft noch ein kleines Stück neben der Dura innerhalb des Wirbelkanals (Abb. 10.2).

Infradiskal werden die Wurzeln und L5 durch Osteophyten am medialen Rand der jeweiligen aszendierenden Facette (oberer Gelenkfortsatz des nächst tieferen Wirbels) bedrängt (Abb. 10.3).

Die Wurzel S1 wird im lateralen Anteil des Durasacks intrathekal bei L3/L4 und L4/L5 komprimiert.

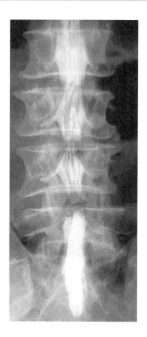

Abb. 10.2. Die pathogenetische Konstellation zur symptomatischen degenerativen Spinalkanalstenose ist am ehesten in den Segmenten L3/4 und L4/5 gegeben

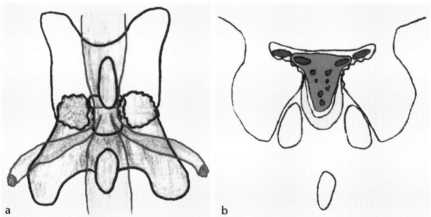

Abb. 10.3 a, b. a Unmittelbar infradiskal wird die Wurzel L5 durch Osteophyten am medialen Rand der jeweiligen aszendierenden Facette (oberer Gelenkfortsatz des nächst tieferen Wirbels) bedrängt. **b** Die Wurzel S1 wird im lateralen Anteil des Durasacks intrathekal bei L3/4 und L4/5 komprimiert

Weiter infradiskal, d.h. neben dem Pedikel unter dem Bogen, ist der Wirbelkanal wieder normal weit.

Durch zunehmendes Überlappen der Laminae von kaudal nach kranial schiebt sich bei L2/L3 und in höheren Segmenten der Gelenkkomplex relativ weiter nach kaudal, so dass ein Zusammentreffen von Bandscheibenprotrusion und lateraler Spinalkanalstenose nicht gegeben ist.

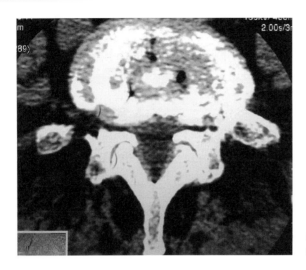

Abb. 10.4. a Aszendierende Facette; **b** deszendierende Facette

Bei L5/S1 befindet sich zwar der Gelenkkomplex in Bandscheibenhöhe, die S1-Wurzel liegt jedoch wegen ihres vertikalen Verlaufs mit dem Austritt aus dem Foramen sakrale wesentlich weiter medial und wird von den arthrotischen Veränderungen des Wirbelgelenkes L5/S1 im Wirbelkanal nicht tangiert. Die Gelenkkanten sind durch den frontalen Verlauf der Gelenkflächen nicht gegen den ventralen Epiduralraum gerichtet, wie in den darüber liegenden Segmenten L4/L5 und L3/L4.

Dementsprechend wurden Mikrodekompressionen bei degenerativer Spinalkanalstenose in folgenden Segmenten durchgeführt (n = 62):

Nur L4/L5   87,1%
Nur L3/L4   3,2%
L3/L4 + L4/L5   9,7%.

Venöser Rückstau

Durch die interlaminäre Einengung des Wirbelkanals kommt es zum venösen Rückstau (Venous pooling nach Porter [54]). Der Venenstau findet sich besonders zwischen zwei stenotischen Segmenten. Der Venenstau führt über einen Circulus vitiosus zur weiteren Wirbelkanaleinengung.

Venen stauen sich sowohl epidural als auch intrathekal. Bei der Dekompressionsoperation ist den gestauten Venengeflechten bei der lumbalen Spinalkanalstenose besondere Beachtung zu schenken. Der ventrale Epiduralraum weist besonders in der Konkavität hinter dem Wirbelkörper zahlreiche Venengeflechte auf [44]. Wie die Untersuchungen gezeigt haben, kommt es schon durch leichte Flexion bzw. Abflachung der Lordose zu einer Erweiterung des Wirbelkanals. Der konservativ therapeutische Ansatz besteht darin, den venösen Abfluss durch Bewegung in leichter Flexion, wie z. B. beim Standrad fahren oder beim Laufen auf dem Laufband in leicht vornübergeneigter Haltung zu fördern.

Konservative Therapie

Indikationen

Die Indikation zur konservativen Behandlung ist bei allen so genannten leichteren Fällen mit mäßigen Beschwerden und geringer bis mittelgradiger Wegstreckenbegrenzung gegeben. Aber auch bei gravierender Symptomatik wird z. B. bei OP-Verweigerung oder operationsverhindernden Begleiterkrankungen konservativ behandelt.

Schließlich müssen auch Operationspatienten vor und nach der Operation, die nicht immer befriedigende Ergebnisse liefert, konservativ behandelt werden.

Die nichtoperative Behandlung der lumbalen Spinalkanalstenose entspricht in vielen Bereichen dem Behandlungskonzept beim lumbalen Bandscheibensyndrom.

Medikamente

Eine kontinuierliche Schmerztherapie bei der symptomatischen Spinalkanalstenose ist nicht indiziert, weil Schmerzen nur dann auftreten, wenn die Patienten längere Zeit stehen und gehen. Beim Zurücklegen kleiner Wegstrecken, z. B. in der Wohnung, sowie beim Sitzen und Liegen sind die Patienten beschwerdefrei. Deswegen ist eine Bedarfsmedikation z. B. mit Novalgin und Tramal bei vorauszusehenden Schmerzsituationen üblich. Eine Indikation für eine länger dauernde Applikation von Antiphlogistika und Analgetika ist beim Wurzelkompressionssyndrom bei lateraler Spinalkanalstenose gegeben. Hier ist jedoch die örtliche Behandlung durch lokale Injektionen einer systemischen Therapie mit Glukokortikosteroiden oder NSAR wegen der bekannten Nebenwirkungen vorzuziehen.

Epidurale Injektionen

Bei der konservativen Behandlung von lumbalen Spinalkanalstenosen werden epidurale Injektionen mit Lokalanästhetika und Glukokortikosteroiden ausdrücklich empfohlen [43, 53, 58, 63]. Ziel der epiduralen Injektionsbehandlung ist die abschwellende Wirkung des Steroids auf die komprimierte Nervenwurzel, der entzündungshemmende Effekt, ein gewisser Spüleffekt und die Reduktion der Hypersensivität der Nervenwurzel [53].

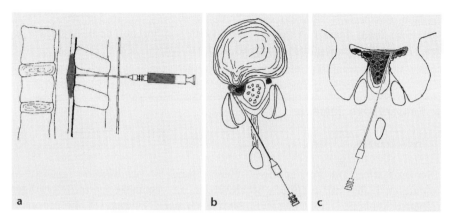

Abb. 10.5 a–c. Der Zugang zur Nervenwurzel im Wirbelkanal erfolgt am besten von dorsal interlaminär, entweder in der Loss-off-Resistance-Technik (**a**) oder als epidural-perineurale Injektion in der Doppelnadeltechnik mit schrägem Zugang (**b, c**)

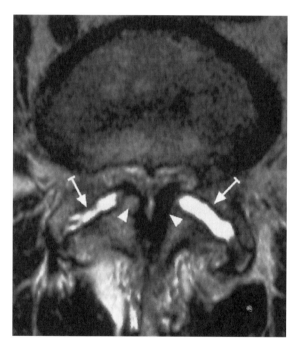

Abb. 10.6. Wenn die Dekompensation der Spinalkanalstenose durch eine Aktivierung der Arthrose im Wirbelgelenk oder in mehreren Wirbelgelenken hervorgerufen wird, empfehlen sich Facetteninfiltrationen. Bei eindeutigem Gelenkerguss, der sich als Aufhellung mit Flüssigkeitsansammlung im MRT zeigt, kann diese Injektion auch unter Bildwandler- bzw. CT-Kontrolle erfolgen

Der Zugang zur Nervenwurzel im Wirbelkanal erfolgt am besten von dorsal interlaminär, entweder in der Loss-of-Resistance-Technik oder als epiduralperineurale Injektion in der Doppelnadeltechnik mit schrägem Zugang [42] (Abb. 10.5).

Bei polysegmentaler und polyradikulärer Symptomatik kann die Loss-of-Resistance-Technik oder die Injektionstechnik über den Hiatus sacralis gewählt werden [43]. Bei Ansprechen der Therapie ist eine wiederholte epidurale Injektion sinnvoll [53]. Allerdings sind die Steroidnebenwirkungen bei wiederholter Injektion, insbesondere bei den älteren Patienten zu beachten (Abb. 10.6).

Physiotherapie

Neben der Schmerzbeseitigung beim Gehen und Stehen ist eine Wegstreckenverlängerung vorrangiges Ziel der konservativen Behandlung der lumbalen Spinalkanalstenose. Die Patienten helfen sich selbst schon damit, dass sie um Schmerzen zu vermeiden nur jeweils kürzere Wegstrecken zurücklegen und zur Entlordosierung der Lendenwirbelsäule mit Erweiterung des Wirbelkanals eine vornübergeneigte Haltung beim Gehen und Stehen einnehmen. Zur Rumpfstabilisierung benutzen sie unter Umständen einen Gehstock oder einen Gehwagen. Das Physiotherapieprogramm enthält dementsprechend in erster Linie entlordosierende Maßnahmen wie Bauchmuskeltraining, Übungen aus der Entlastungshaltung in Stufenlagerung, Standrad fahren sowie Anleitungen zum Lordose abflachenden Stehen und Gehen. Das Eintrainieren der Übungen verbunden mit einem Haltungs- und Verhaltenstraining erfolgt am besten in einem Intensivprogramm [11, 15, 19, 51, 52]. Beim Standrad fahren wird der Wirbelkanal erweitert und der venöse Abfluss gefördert [43, 51, 54]. Das Motto aller physiotherapeutischen Maßnahmen beim lumbalen Spinalkanalstenosesyndrom lautet – ähnlich wie bei der Arthrose: Bewegung ohne Belastung, wobei bei der Spinalkanalstenose unter Belastung in erster Linie axiale Belastung plus Lordose gemeint sind.

Orthesen

Das vorübergehende Tragen geeigneter Orthesen kann zur Schmerzlinderung beitragen und die schmerzfreie Gehstrecke erweitern [43, 53, 58, 63]. Voraussetzung ist eine entlordosierende Wirkung durch Bauchpelotte und auch ein Lordose überbrückenden Rückenteil. Bei gleichzeitig bestehender degenerativer Spondylolisthese kommt mit der Flexionsorthese noch eine stabilisierende Wirkung hinzu.

Psychotherapie

Grundlage der psychologischen Betreuung beim Patienten mit Spinalkanalstenosesyndrom ist das Aufklärungsgespräch, das gleich am Anfang stehen muss. Schon der Begriff „Einengung des Wirbelkanals" ist für den Patienten beängstigend und führt rasch zu Depressionen. Angst und katastrophierende Gedanken nehmen beim Patienten noch zu, wenn man ihm die zum Teil eindrucksvollen Befunde im Kernspintomogramm zeigt. Die Bewertung dieser Bilder sollte vor dem Patienten mit Zurückhaltung erfolgen und immer mit dem Hinweis verbunden sein, dass es besondes im Alter viele Menschen gibt, die derartige Einengungen aufweisen, ohne je Beschwerden gehabt zu haben bzw. zu bekommen [42]. Weiterhin gehört gleich an den Anfang der Hinweis, dass es bei der lumbalen Spinalkanalstenose spontan nicht zu Querschnittslähmungen kommt.

Die respondente Konditionierung spielt bei der Spinalkanalstenose keine wesentliche Rolle. Es sind nur ganz bestimmte Haltungen und Bewegungsabläufe, die Beschwerden hervorrufen. Die Entlastung der Wirbelsäule mit Einnahme einer abgeflachten Lendenlordose ist meist schmerzfrei.

Die operante Konditionierung, d.h. Krankheitsgewinn und Belohnung spielen bei der Spinalkanalstenose ebenso eine untergeordnete Rolle. Die meist älteren Patienten fühlen sich eher unwohl in der Rolle des nicht mehr mithalten könnens bei Spaziergängen und dergleichen und versuchen die Schmerz auslösende Situation durch Ausreden zu umgehen. Da es sich meistens um Menschen jenseits des 65. Lebensjahres handelt, fällt auch die operante Konditionierung im Berufsleben weg. Da die meisten Symptome bei lumbaler Spinalkanalstenose sich auf einem erträglichen Niveau halten und im Laufe der Jahre durch Adaptation sogar bessern, ist das Motto hilfreich, Schmerzen und Einschränkungen der Gehfähigkeit zu akzeptieren ohne sie zu einem lebensbestimmenden Faktor werden zu lassen.

Stationär minimalinvasive Therapie bei Spinalkanalstenose (SMIWT)

Das Intensivprogramm als Alternative zur operativen Behandlung der Spinalkanalstenose erfolgt ambulant, in schweren Fällen stationär. Im Mittelpunkt stehen tägliche Spinalnervanalgesien und im Gesamtbehandlungsablauf über 2–3 Wochen insgesamt 3 epidurale Injektionen mit Glukokortikosteroiden. Nach den wirbelsäulennahen Injektionen wird die entlordosierende Stufenlagerung eingenommen. Das physiotherapeutische Tagesprogramm enthält regelmäßige Standfahrradeinheiten und Anleitungen zum richtigen Gehen und Stehen und z.B. zum Nordic Walking. Psychotherapeutische Einheiten zur Schmerzbewältigung und zur progressiven Muskelentspannung ergänzen das Tagesprogramm. Bei starken Schmerzen, z.B. durch Wurzelkompressionssyndrom erfolgt im weiteren Tagesablauf eine zweite wirbelsäulennahe Infiltration, z.B. als Facetteninfiltration, Spinalnervanalgesie oder auch als Akupunktur [43, 64].

Ergebnisse der konservativen Therapie

Obwohl die meisten Spinalkanalstenosesyndrome konservativ behandelt werden, gibt es nur wenige Studien über die Effektivität der einzelnen Maßnahmen und über das Endergebnis [63]. 1992 veröffentlichte Johnson seine Studie über den natürlichen Verlauf der lumbalen Spinalkanalstenose und berichtete über 70% gleich bleibender Beschwerden und 15% Spontanbesserung nach 49 Monaten Beobachtung. Die Folgerungen aus dieser Studie lauten: Beobachtung und Verlaufskontrolle stellen eine Alternative zur operativen Behandlung dar.

Simotas [63] berichtet über eine signifikante Besserung der Schmerzangaben bei Patienten mit „agressiver nichtoperativer Behandlung der Spinalkanalstenose". Unter „agressiv" versteht er regelmäßige epidurale Steroidinjektionen über einen bestimmten Zeitraum. Nordin [51] hatte gute Ergebnisse mit ihrem Übungsprogramm unter besonderer Berücksichtigung der Anleitung zum richtigen Gehen. Es fehlen allerdings auch hier kontrollierte Studien. Relativ gut belegt in der Literatur ist die Effektivität der epiduralen Injektionen beim lumbalen Wurzelkompressionssyndrom, u.a. auch beim Spinalkanalstenosesyndrom. Koes [41] identifizierte in seiner Übersicht 12 randomisierte Studien. 4 erreichten mehr als 60 Punkte im methodischen Aufbau. 2 berichteten positive, 2 negative Ergebnisse nach epiduraler Injektionsbehandlung. Watts und Silagy [65a] führten eine Metaanalyse zur epiduralen Kortikosteroidbehandlung durch. Sie identifizierten 11 Studien unter Einschluss von insgesamt 907 Patienten. Aufgrund ihrer Ergebnisse kamen sie zu der Schlussfolgerung, dass die epidurale Applikation von Steroiden bei der Behandlung lumbaler Wurzelkompressionssyndrome unter Einschluss der lumbalen Spinalkanalstenose effektiv ist. Weitere Studien liegen vor von Cuckler [10], Rosen [59], Rydevik [60] und Fukasaki [20] mit unterschiedlichen, in der Summe jedoch überwiegend positiven Aussagen zur epiduralen Steroidinjektion bei lumbaler Spinalkanalstenose.

Operative Therapie der degenerativen Spinalkanalstenose

Indikation zur Dekompressionsoperation

Die absoluten Indikationen zur lumbalen Bandscheibenoperation – Kaudasyndrom und akuter Ausfall funktionell wichtiger Muskeln – gelten auch für die Spinalkanalstenose. Wie oben beschrieben sind neurologische Ausfälle bei der lumbalen Spinalkanalstenose eher selten anzutreffen. Für die Indikationsstellung zur OP verbleiben die anamnestischen Angaben, die mit den Befunden in den bildgebenden Verfahren, meistens Myelo-CT und MRT, übereinstimmen müssen. Alle konservativen Mittel einschließlich epiduraler Steroidinjektionen, Krankengymnastik, konsequentes Standrad fahren und Flexionsorthesen sollten ausgeschöpft sein. Ähnlich wie bei der Indikation zur Hüfttotalendoprothese kommt es auf die Dauer und Intensität der Schmerzen, gemessen am Analgetikaverbrauch und an der visuellen Analogskala, sowie auf die schmerzfreie Wegstrecke an.

Neben erfolglos konservativ therapierten Patienten mit klassischer Claudicatio spinalis ist auch bei Patienten mit einer radikulären Symptomatik im Sitzen und Liegen die operative Therapie indiziert. Die meisten Operationsindikationen bei der lumbalen Spinalkanalstenose ergeben sich jedoch aus der Wegstreckenbegrenzung. Wenn nach dem Aufstehen schon nach den ersten Schritten Beinschmerzen bzw. Kraftlosigkeit in den Beinen auftritt, ist der stärkste Schweregrad des Spinalkanalstenosesyndroms erreicht, der sich oft auch mit Medikamenten nicht beeinflussen lässt. Die Lebensqualität ist so stark beeinträchtigt, dass eingegriffen werden muss. Über die Indikation zur Dekompressionsoperation unter diesen Bedingungen besteht weitgehende Einigkeit in der Literatur, wobei allerdings die vorausgegangene konservative Therapie, wenn überhaupt, dann unterschiedlich definiert wird [5-9, 12-14, 17, 18, 21, 23-25, 27, 28, 30-39, 46, 47, 49, 50, 58, 62, 68].

Operationsverfahren

Die operativen Eingriffe bei der lumbalen Spinalkanalstenose unterteilen sich in reine Dekompressionsoperationen oder Dekompression plus Fusion. Die Dekompressionsoperation wird entweder als komplette Laminektomie mit Entfernung des ganzen Wirbelbogens einschließlich Dornfortsatz und Ligamentum interspinosum durchgeführt oder als interlaminäre Dekompression mit Entfernung des Ligamentum flavum und angrenzender Bogenanteile bzw. in den Wirbelkanal ragender Anteile der Wirbelgelenkfacetten. Für die komplette Laminektomie ist in der Regel auch beim monosegmentalen Vorgehen ein breiter Zugang erforderlich. Bei der kompletten Laminektomie wird der Wirbelbogen einschließlich Dornfortsatz und Ligamentum flavum bis zur medialen Pedikelbegrenzung abgetragen. Der schmale, für die Stabilität ausreichende Teil der Interartikularportion bleibt erhalten. Die Spitze des unteren Gelenkfortsatzes, die in das Foramen intervertebrale ragt, bleibt erhalten. Entfernt man auch die tragenden Gelenkanteile zwischen den Pedikeln muss eine Fusion angeschlossen werden. Die interlaminäre Dekompression wird einseitig entsprechend dem Vorgehen beim mikroskopischen Eingriff zur Entfernung des lumbalen Bandscheibenvorfalls durchgeführt.

McCulloch et al. [47] empfehlen die Dekompression auch der gegenüberliegenden Seite vom unilateralen Zugang. Von der Überlegung ausgehend, dass die medialen Anteile des Ligamentum flavum nicht komprimierend auf Nervenwurzeln wirken, ist der unilaterale Zugang „over the top" unserer Ansicht nach nicht angebracht.

Der Eingriff der Wahl bei degenerativen Spinalkanalstenosen ist die interlaminäre Dekompression. Bei degenerativem Wirbelgleiten kann eine

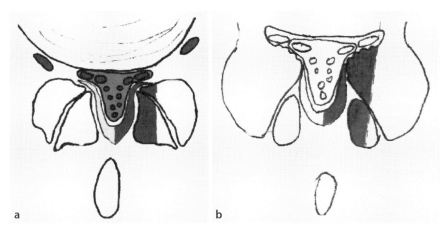

Abb. 10.7 a, b. Interlaminäre Dekompression mit Resektion des medialen Anteils der aszendierenden Facette und Resektion der lateralen Flavumanteile. Alle medialen, in den Wirbelkanal hineinragenden Gelenkkapselanteile, einschl. evtl. vorhandener Synovialzysten müssen entfernt werden. **a** discal; **b** intradiscal

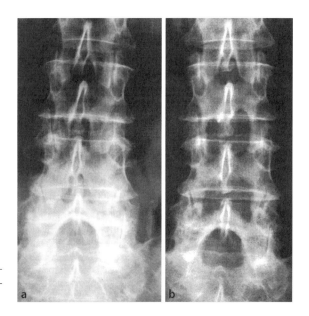

Abb. 10.8 a, b. Interlaminäre Dekompression. prae (**a**) und postoperativ (**b**) bei L3/4 und L4/5

dorsoventrale Fusion angeschlossen werden, wenn Funktionsaufnahmen eine Segmentinstabilität zeigen und (oder) der Gleitvorgang progredient ist. Voraussetzung für die Fusionsoperation mit einem Fixateur interne ist eine ausreichende Knochenstabilität zur Verankerung der Pedikalschrauben. Einige Autoren [22, 56] plädieren dafür, beim Spinalkanalstenosesyndrom mit degenerativem Wirbelgleiten immer eine Spondylodese anzuschließen.

Eine Indikation zur Fusion ist auch gegeben, wenn eine laterale Stenose die Entfernung wesentlicher Wirbelgelenkanteile und der Interartikularportion des Bogens erfordert (Abb. 10.7 und 10.8).

Ergebnisse der operativen Behandlung

Die Erfolgsrate nach operativer Behandlung der lumbalen Spinalkanalstenose schwankt zwischen 60 und 85% [9, 16, 26, 37]. Meistens handelt es sich um retrospektive Analysen des eigenen Krankenguts. Metaanalysen stammen von Turner [65] und Niggemeyer [50].

Vergleichende Untersuchungen zwischen konservativer und operativer Behandlung der lumbalen Spinalkanalstenose ergaben bei Herno und Airakasinen [31] keinen Unterschied zwischen konservativer und operativer Behandlung. Demgegenüber stellten Amundesen et al. [1] und Atlas et al. [2] aufgrund ihrer vergleichenden Untersuchungen fest, dass die Patienten mit operativer Behandlung besser abschneiden. Bei der Dekompression gibt es Ergebnisse nach ausgiebiger Resektion mit Laminektomie über eine oder mehrere Etagen sowie Ergebnisse nach umschriebener Dekompression mit Laminotomie und Entfernung nur der komprimierenden Anteile des Bogens bzw. der Facette im Bewegungssegment. Über gute Ergebnisse nach Mikrodekompression berichten Bradley und et al. [4], Weiner et al. [66], Schilberg und Nystroem [61], Munting et al. [48] und Benini [3]. Postacchini et al. [56] verglich in einer randomisierten kontrollierten Studie die Ergebnisse nach Dekompression durch breite Laminektomie und durch umschriebene Laminotomie (Mikrodekompression) und fand keinen Unterschied bei der Nachuntersuchung zwischen beiden Gruppen.

Die Dekompression bei lumbaler Spinalkanalstenose kann mit und ohne gleichzeitige Fusionsoperation durchgeführt werden. Wenn die posterioren Elemente, in erster Linie Interartikularportion und wesentliche Anteile der Facetten, erhalten bleiben, ergibt sich kein Unterschied zwischen alleiniger Dekompression und der Kombination von Dekompression und Fusion bei der lumbalen Spinalkanalstenose [5, 25, 29]. Bei seiner Metaanalyse zur operativen Behandlung der lumbalen Spinalkanalstenose mit degenerativem Wirbelgleiten fand Mardjetko [45] eine Erfolgsrate von 90% bei der Kombination von Fusion und Dekompression gegenüber 69% bei alleiniger Dekompression.

Schlussfolgerungen

In Kenntnis der umschriebenen Pathogenese unter maßgebender Beteiligung der aszendierenden Facette degenerativer lumbaler Spinalkanalstenosen sind konservative und operative Maßnahmen auch auf diesen umschriebenen Schmerzausgangspunkt auszurichten. Nach Ausschöpfung aller konservativer Maßnahmen, einschließlich einer stationär minimalinvasiven Wirbelsäulentherapie, kommt eine operative Dekompression durch mikrochirurgische Entfernung des medialen Anteils der aszendierenden Facette in Frage.

Angesichts des relativ gutartigen Verlaufs einer dekompensierten degenerativen Spinalkanalstenose sind Operationsindikation und Operationsverfahren zu überdenken.

Literatur

1. Amundsen T, Weber H, Nordel H (2000) Lumbar spinal stenosis: conservative or surgical management?: A prospective 10-year study. Spine 25(11):424–435, discussion 1435–1436
2. Atlas et al (2000) Surgical and nonsurgical management of lumbar spinal stenosis – Four-Year outcomes from the maine lumbar spine study. Spine 25(5):556–562
3. Benini A (2000) Selektive lumbale, mediolaterale und laterale Wurzeldekompression bei lateraler Spinalkanalstenose. Operat Orthop und Traumatologie 12:287–296
4. Bradley K, Walker M, Brower R, McCulloch V (1999) Microdecompression for lumbar spinal canal stenosis. Spine 24(21):2268–2272
5. Bridewell KH, Sedgewick TA, O'Brien MF, Lenke LG, Baldus C (1993) The role of fusion and instrumentation in the treatment of degenerative spondylolisthesis with spinal stenosis. J Spinal Disord 6:461–472
6. Caputy AJ, Juessenhop AJ (1992) Long-term evaluation of decompressive surgery for degenerative lumbar stenosis. J Neurosurg 77:669–676
7. Caspar W, Papavero L, Sayler MK, Harkey HL (1994) Precisse and limited decompression for lumbar spinal stenosis. Acta Neurochir 131:130–126
8. Charafeddine H, Gangloff S, Onimus M (1994) Postoperative instability after lamino-arthrectomy for degenerative lumbar stenosis. Rev Chir Orthop Reparatrice Appar Mot 80:379–387
9. Cornefjord J, Rydevik B (2000) A long term follow up study of surgical treatment of lumbar spinal stenosis. Eur Spione 9:563–570
10. Cuckler JM, Bernini PA, Wiesel S et al (1985) The use of epidural steroids in the treatment of lumbar radicular pain. A prospective, randomized, double-blind study. J Bone Joint Surg 67:63–66
11. Deen HG et al (1998) Use of the exercise treadmill to measure baseline functional status and surgical outcome in patients with severe lumbar spinal stenosis. Spine 23:244–248
12. Delamarter RB, McCulloch JA (1996) Microdiscectomy and microsurgical laminotomies. In: Frymoyer JW (ed) The adult spine: Principles and practice, 2nd edn. Lippincott Raven, Philadelphia
13. Delamarter RB, Sherman JE, Carr JB (1991) Cauda equina syndrome: Neurological recovery following immediate, early or late decompression. Spine 16:1022–1029

14. Di Pierro CG, Helma GA, Shaffrey CI et al (1996) Treatment of lumbar spinal stenosis by estensive unilateral decompression and contralateral autologous bone fusion: Operative technique and results. J Neurosurg 84:166–173
15. Dong GX, Porter RW (1989) Walkiing and cycling tests in neurogenic and intermittent claudication. Spine 14:965–969
16. Du Bois M, Doncel P (2000) Surgery for lumbar spinal stenosis. In: Günzburg R, Szpalski AM (eds) Lumbar spinal stenosis. Lippcincott, Philadelphia, p 373
17. Fast A, Robin CC, Floman Y (1985) Surgical treatment of lumbar spinal stenosis in the elderly. Arch Phys Me Rehabil 66:149–151
18. Fischgrund JS, Mackay M, Herkowitz HN, Brower RS, Montgomery CM, Kurz LT (1997) Degenerative lumbar spondylolisthesis with spinal stenosis. A prospective, randomized study comoparing decompressive laminectomy and arthrodesis with and without spinal instrumental. Spine 22:2807–2812
19. Fritz JM et al (1998) Lumbar spinal stenosis: a review of current concepts in evaluation, management and outcome measures. Arch Phys Med Rehabil 79:700–708
20. Fukasaki M et al (1998) Symptoms of spinal stenosis do not improve after epidural steroid injection. Clin J Pain 14:148–151
21. Ganz JC (1990) Lumbar spinal stenosis postoperative results in terms of preoperative postured-related pain. J Neurosurg 72:71–74
22. Garfin SR, Glover M, Booth RE et al (1988) Laminectomy: A review of the Pennsylvania hospital experience. J Spinal Dis 1:116–133
23. Gibson J, Grant I, Waddel G (1999) The Cochrane review of surgery for lumbar disc prolapse and degenerative lumbar spinal stenosis. Spine 24(17):1820–1832
24. Gondolph-Zink B, Dangel M (2002) Ergebnisse nach knöcherner Dekompression der Lendenwirbelsäule bei Spinalkanalstenose. Orthop Praxis 38, 5:327–330
25. Grob D, Humke T, Dvorak J (1993) Die Bedeutung der simultanen Fusion bei operativer Dekompression der lumbalen Spinalkanalstenose. Orthopäde 22:243–249
26. Hall S, Bartleson JD, Onofrio BM et al (1985) Lumbar spinal stenosis. Clinical features, diagnostic procedures and results of surgical treatment in 68 patients. Ann Intern Med 103:271–275
27. Herkowitz HN (1995) Spine Update – Degenerative lumbar spondylolisthesis. Spine 20:1084–1090
28. Herkowitz HN, Garfin SR (1989) Decomopressive surgery for spinal stenosis. Semin Spine Surg 1:163–167
29. Herkowitz HN, Kurz LT (1991) Degenerative lumbar spondylolisthesis with spinal stenosis. A pörospective study comparing decompressive and intertansverse process arthrodesis. J Bone Joint Surg 73:802–808
30. Herno A, Airaksinen O, Saari T (1993) Long-term results of surgical treatment of lumbar spinal stenosis. Spine 18:1471–1474
31. Herno A, Airaksinen O, Saari T, Luukkonen M (1996) Lumbar spinal stenosis: a matched pair-study of operated and nonoperated patients. Br J Neurosurg 10:461–465
32. Herron L (1989) L4-L5 degenerative spondylolisthesis. The results of treatment by decompressive laminectomy without fusion. Spine 14:534–538
33. Herron L, Mangelsdorf C (1991) Lumbar spinal stenosis: Results of surgical treatment. J Spinal disorders 4:26–33

34. Jia LS, Lian P, Zhu HB (1994) Treatment of lumbar spinal stenosis with partial laminectomy and canal enlargement. Chung-Hua Wai Ko Tsa Chih (Chin J Surg) 32:455–457
35. Joensson B, Annertz M, Sjoeberg C, Stroemquist B (1997) A prospective and consecutive study of surgically treated lumbar spinal stenosis. Spine 22:2938–2941
36. Kanamori M, Matsui H, Hirano N, Kawaguchi Y, Kitamoto R, Tsuhji Trumpel H (1993) Laminectomy for lumbar degenerative spinal stenosis. J Spinal Disord 6:232–237
37. Katz JN, Lispon SJ, Larson MG et al (1991) The outcome of decompressive laminec-toy for degenerative lumbar spinal stenosis. J Bone Joint Surg 73A:809–816
38. Katz JN, Lipson SJ, Brick GW et al (1995) Clinical correlates of patient satisfaction after laminectomy for degenerative lumbar spinal stenosis. Spine 20:1155–1160
39. Katz JN, Lipson SJ, Lew RA et al (1997) Lumbar laminectomy alone or with instrumented or noninstrumented arthrodesis in degenerative lumbar spinal stenosis. Spine 22:1123–1131
40. Kent DL, Haynor DR, Larson EB, Deyo RA (1992) Diagnosis of lumbar spinal stenosis in Adults: A metanalysis of the accuracy of CT, MR an Myelography. Am J Roentgenolgy 158:1135–1144
41. Koes BW, Scholten RJPM, Mens JMA, Bouter LM (1995) Efficacy of epidural steroid injections for low-back pain and sciatica: a systematic review of randomized clinical trials. Pain 63:279–288
42. Krämer J (1997) Bandscheibenbedingte Erkrankungen, 4. Aufl. Thieme, Stuttgart New York
43. Krämer J, Nentwig C (1999) Orthopädische Schmerztherapie. Enke, Stuttgart
44. Ludwig J (2003) Topographisch anatomische Untersuchungen zur mikrochirurgischen Operation des lumbalen Bandscheibenvorfalls und der Spinalkanalstenose. Habilitationsschrift Bochum
45. Mardjetko (1994) zitiert in: Günzburg R, Szpalski AM (eds) Lumbar spinal stenosis. Lippincott, Philadelphia
46. Matzen KA, Ocros C, Ringeisen M (1994) Ergebnisse der operativen Behandlung der knöchernen lumbalen Stenosen. Orthop Praxis 30:347–353
47. McCulloch J, Young P (1998) Essentials of spinal microsurgery. Lippincott, Philadelphia
48. Munting E, Druez V, Tsoukas D (2000) Surgical decompression of lumbar spinal stenosis according to Senegas technique. In: Günzburg R, Szpalski M (eds) Lumbar spinal stenosis. Lippincott, Philadelphia, p 207
49. Nachemson A, Jonson E (2000) Neck and back pain. The scientific evidence of causes, diagnosis and treatment. Lippincott, Philadelphia
50. Niggemeyer O, Strauss JM, Schultiz KP (1997) Comparison of surgical procedures for degenerative lumbar spinal stenosis: a meta-analysis of the literature from 1975 to 1995. Eur Spine J 6:423–429
51. Nordin N (2000) Education and exercises in spinal stenosis. In: Günzburg R, Szpelski AM (eds) Lumbar spinal stenosis. Lippincott, Philadelphia, p 169
52. Onel D et al (1993) Lumbar spinal stenosis: Clinical/radiologic therapeutic evaluation in 145 patients. Spine 18:291–298
53. Pither C (2000) Pain clinic approaches. In: Günzburg R, Szpalski AM (eds) Lumbar spinal stenosis. Lippincott, Philadelphia, p 175

54. Porter RW (2000) Vascular compression therapy in spinal stenosis. In: Günzburg R, Szpalski AM (eds) Lumbar spinal stenosis. Lippincott, Philadelphia, p 159
55. Postaccini F (1998) Lumbar disc herniation. Springer, Berlin Heidelberg Wien New York
56. Postaccini F, Cinori G, Perugina D, Gumina S (1993) The surgical treatment of central lumbar stenosis. Multiple laminotomy compared with total laminectomy. J Bone Joint Surg 75:386–392
57. Postaccini F, Cinotti G, Gumina S (1998) Microsurgical excision of lateral lumbar disc herniation through an interlaminar approach. J Bone Joint Surg 80:201–207
58. Richter M, Kluger P, Puhl W (1999) Diagnostik und Therapie der Spinalkanalstenose beim älteren Menschen. Z Orthop 137:474–481
59. Rosen CD, Kahanovitz N, Bernstein R, Viola K (1988) A retrospective analysis of the efficacy of epidural steroid injections. Clin Orthop 228:270–272
60. Rydevik BL, Cohen DB, Kostuik JP (1997) Spine epidural steroids for patients with lumbar spinal stenosis. Spine 22:2313–2317
61. Schilberg B, Nystrom B (2000) Quality of life before and after microsurgical decompression in lumbar spinal stenosis. J Spinal Disord 13(3):237–241
62. Silver HR, Lewis PJ, Asch HL (1993) Decompressive lumbar laminectomy for spinal stenosis. J Seurosurg 78:659–701
63. Simotas A et al (2000) Non operative treatment for lumbar spinal stenosis. Spine 25(2):197–204
64. Theodoridis T, Krämer J (2003) Stationär minimalinvasive Wirbelsäulentherapie. In: Breitenfelder J, Haaker R (Hrsg) Der lumbale Bandscheibenvorfall. Steinkopff, Darmstadt, S 32–56
65. Turner JA, Ersek M, Herron L, Deyo R (1992) Surgery for lumbar spinal stenosis: An attempted meta-analysis of the literature. Spine 17:1–8
65a. Watts R, Sigaly (1995) A metaanalysis on the efficacy of epidural steroids. Anaesth Intens Care 23:564–569
66. Weiner BK, Walker M, Brower RS, McCulloch JA (1999) Microdecompression for lumbar spinal canal stenosis. Spine 24(21):2268–2272
67. Young S, Veerapen R, O'Laoire SA (1988) Relief of lumbar canal stenosis using multilevel subarticular fenestration as an alternative to wide laminectomy: Preliminaty report. Neurosurgery 23:628–633
68. Yukawa Y et al (2002) A comprehensive study of patients with surcically treated lumbar spine stenosis. JBJS 84A, 11:1954-1959

11 Operative Therapieverfahren bei der lumbalen Spinalkanalstenose

Vorläufige Ergebnisse
einer randomisierten prospektiven klinischen Studie

C. Thomé, O. Leheta, D. Zevgaridis, P. Schmiedek

Einleitung

Die chirurgische Therapie der degenerativen lumbalen Spinalkanalstenose erfolgt traditionell mit einer ausgedehnten Laminektomie [1, 3, 8, 10, 25]. Entsprechend einer Metaanalyse von Turner et al. [26] liegt die Erfolgsrate der Laminektomie bei 64%. Die relativ hohe Rate an nicht erfolgreichen Operationen wurde einerseits auf die Entwicklung einer postoperativen Instabilität und andererseits auf das ausgedehnte Gewebetrauma infolge der Knochenresektion und der Schädigung der paraspinalen Muskulatur zurückgeführt.

Bei der Laminektomie werden die eingeengten nervalen Strukturen durch langstreckige Entdachung des Spinalkanals dekomprimiert. Die Kompression des Duralsacks und der Nervenwurzeln ist bei der degenerativen Spinalkanalstenose jedoch in der Regel auf das Niveau des Zwischenwirbelraumes beschränkt, wo ebenfalls die typische Vorwölbung der Ligamenta flava lokalisiert ist. Aus diesem Grund haben einige Autoren gezieltere und damit minimalinvasive Operationsmethoden in der Behandlung der degenerativen Spinalkanalstenose propagiert. Insbesondere die Techniken der bilateralen Fensterung und der unilateralen Fensterung mit Undercutting zur Gegenseite wurden in den letzten Jahren als Alternative zur Laminektomie in die Behandlung der lumbalen Spinalkanalstenose eingeführt [2, 13, 15, 17, 20, 22–24, 28].

Einzelne Studien haben die Laminektomie mit Fensterungstechniken verglichen. In der Behandlung hochgradiger Stenosen schien die bilaterale Fensterung mit einer höheren perioperativen Morbidität einherzugehen [18]. Die klinischen Ergebnisse waren uneinheitlich [20, 23]. Eine randomisierte prospektive Vergleichsstudie der verschiedenen Operationstechniken fehlt bislang.

Zielsetzung

Das Ziel unserer Studie bestand daher in dem prospektiven und randomisierten Vergleich von perioperativer Morbidität und Outcome zwischen bilateraler Fensterung (B), unilateraler Fensterung mit kontralateralem Undercutting zur beidseitigen Dekompression (U) und Laminektomie (L) in der operativen Behandlung der lumbalen Spinalkanalstenose.

Material und Methoden

Einhundert konsekutive Patienten mit einem Durchschnittsalter von 68 Jahren wurden für die Studie nach folgenden Kriterien rekrutiert.

Einschlusskriterien:
- Symptomatik einer Claudicatio spinalis oder Radikulopathie
- Versagen einer adäquaten konservativen Therapie
- Radiologischer Nachweis einer degenerativen lumbalen Spinalkanalstenose

Ausschlusskriterien:
- Lumbaler Bandscheibenvorfall
- Instabilität oder andere begleitende pathologische Veränderungen der lumbalen Wirbelsäule.

Die Mehrzahl der Patienten (n=60) wiesen eine multisegmentale Stenose auf, so dass insgesamt 173 Segmente dekomprimiert wurden. Die Segmente L3/L4 (n=65) und L4/L5 (n=83) waren am häufigsten betroffen.

Präoperative Untersuchung

Entsprechend dem Studienprotokoll, das durch die zuständige Ethikkommission genehmigt wurde, erfolgte die standardisierte radiologische Diagnostik zur Festlegung der zu operierenden Segmente und die Randomisierung der Patienten auf die drei Behandlungsgruppen (B, L, U).

Im Rahmen einer standardisierten klinischen und neurologischen Untersuchung wurde unter anderem die Gehstrecke erfasst. Die Schmerzintensität wurde mit Hilfe einer visuellen Analogskala (VAS) von 0 bis 10 dokumentiert [21]. Die Bestimmung der Disability erfolgte mit der Roland-Morris-Skala von 0 bis 24, die für den deutschsprachigen Raum validiert ist [19, 29]. Zum Ausschluss einer Beeinflussung der Daten durch den Untersucher erfolgte die Datenerfassung mit Patientenfragebögen.

Chirurgische Techniken

Die Operationen wurden standardisiert und in mikrochirurgischer Technik durchgeführt.

Laminektomie

Die Laminektomie schloss die Entfernung der Dornfortsätze und der Wirbelbögen der betroffenen Segmente ein. Die Facettengelenke wurden durch Winkelung der Knochenstanzen zur Gegenseite im Sinne eines Unterschneidens der Zwischenwirbelgelenke soweit möglich geschont.

Bilaterale Fensterung

Bei der Technik der bilateralen Fensterung wurde eine Flavektomie, gefolgt von einer kranialen und in geringem Ausmaß einer kaudalen Laminotomie durchgeführt. Von den hypertrophierten Facettengelenken wurde der mediale Anteil reseziert. Die Dornfortsätze und Teile der Wirbelbögen blieben intakt.

Unilaterale Fensterung

Bei dem einseitigen Zugang erfolgte zunächst eine ipsilaterale erweiterte interlaminäre Fensterung vergleichbar der bilateralen Technik. Die ventralen Anteile des Dornfortsatzes wurden zur Gegenseite im Sinne eines Undercutting abgetragen, so dass in erster Linie das kontralaterale Ligamentum flavum aber auch hypertrophierte ventrale Anteile des Wirbelbogens reseziert werden konnten. Auf diese Weise wurden die medialen Anteile der hypertrophierten kontralateralen Gelenkfacette dargestellt. Diese wurden soweit erforderlich entfernt, bis der Pedikel übersehen werden konnte und die austretende Nervenwurzel ausreichend dekomprimiert war.

Bei beiden minimalinvasiven Methoden wurde ebenso wie bei der Laminektomie darauf geachtet, den Spinalkanal nach lateral bis in den Recessus suffizient zu dekomprimieren aber gleichzeitig die Facettengelenke soweit möglich zu schonen. Eine Facettektomie erfolgte in keinem Fall.

Nachuntersuchungen

Analog zu den präoperativen Untersuchungen wurde im Rahmen der Nachsorge die VAS zur Erfassung der Schmerzintensität, die Gehstrecke und der Roland-Morris-Score standardisiert erhoben. Zusätzlich wurde die Patientenzufriedenheit entsprechend der Empfehlungen der *North American Spine Society* mit Hilfe des *Patient Satisfaction Index* (PSI) bestimmt.

Postoperative Daten lagen nach 6 Monaten für 86 Patienten und nach 12 Monaten für 73 Patienten vor. Die dargelegten Studienergebnisse sind daher als vorläufig anzusehen.

Statistik

Alle Werte werden als Mittelwert ± Standardabweichung angegeben. Stetige Merkmale wurden zwischen den Behandlungsgruppen mit dem t-Test nach Student für unverbundene Stichproben verglichen. Die präoperativen klinischen und demographischen Daten sowie die klinischen Outcomeparameter (Ordinalskalen) wurden mit Hilfe des Mann-Whitney-Rank-Sum-Tests analysiert. Veränderungen in den einzelnen Gruppen im Zeitverlauf wurden anhand des t-Tests nach Student für verbundene Stichproben bzw. des Wilcoxon-Signed-Rank-Tests auf signifikante Unterschiede untersucht. Mit dem Chi-Quadrat-Test bzw. dem Fisher's-Exact-Test wurde die Häufigkeit von perioperativen Komplikationen und von Outcomeresultaten verglichen. Statistische Signifikanz bestand ab einer Irrtumswahrscheinlichkeit von $p < 0,05$.

Ergebnisse

Die präoperativen Charakteristika unterschieden sich nicht signifikant zwischen den drei Behandlungsgruppen. Die präoperative Schmerzintensität betrug 7,5 ± 2,4 (VAS). Die Gehstrecke war auf 287 ± 419 m reduziert und das Ausmaß der Behinderung im Alltagleben (*Disability*) lag nach dem Roland-Morris-Score bei 16,6 ± 4,5.

Perioperative Morbidität

Eine nach Einschätzung des Operateurs suffiziente Dekompression der nervalen Strukturen konnte in allen Fällen erzielt werden, so dass eine Erweiterung der randomisierten Operationsmethode beispielsweise zur Laminektomie nicht erforderlich war.

Eine Verletzung der Dura war bei der bilateralen Fensterung in 2%, bei der Laminektomie in 10% und bei der unilateralen Fensterung in 8% zu verzeichnen. Diese Komplikation blieb in allen Fällen ohne klinische Relevanz. Nachblutungen traten in 4 Fällen und eine Wundinfektion in einem Fall auf. Insgesamt zeigte sich bei den Komplikationen kein signifikanter Unterschied zwischen den Gruppen. Die perioperative Mortalität lag bei 0%.

Klinisches Operationsergebnis

Die operative Entlastung des lumbalen Spinalkanals führte in allen drei Therapiegruppen zu einer hochsignifikanten Schmerzreduktion (Abb. 11.1). Im Vergleich zur Laminektomie und unilateralen Fensterung zeigte sich bei der bilateralen Fensterung sowohl nach 6 Monaten (2,9 ± 2,7 vs. 3,9 ± 3,4

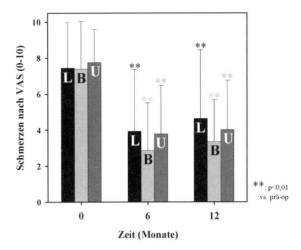

Abb. 11.1. Darstellung der Schmerzintensität auf einer visuellen Analogskala (0–10) präoperativ und 6 bzw. 12 Monate postoperativ in den drei Therapiegruppen (*L* Laminektomie; *B* bilaterale Fensterung; *U* unilaterale Fensterung mit kontralateralem Undercutting)

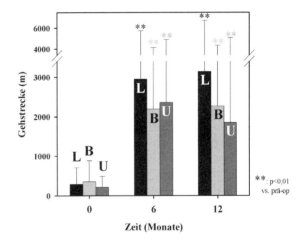

Abb. 11.2. Darstellung der Gehstrecke präoperativ und 6 bzw. 12 Monate postoperativ in den drei Therapiegruppen (*L* Laminektomie; *B* bilaterale Fensterung; *U* unilaterale Fensterung mit kontralateralem Undercutting)

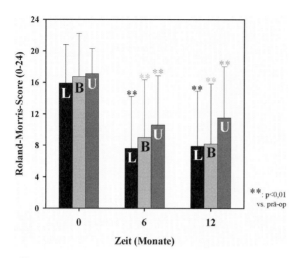

Abb. 11.3. Darstellung der Disabilität der Patienten nach der Roland-Morris-Skala (0–24) präoperativ und 6 bzw. 12 Monate postoperativ in den drei Therapiegruppen (*L* Laminektomie; *B* bilaterale Fensterung; *U* unilaterale Fensterung mit kontralateralem Undercutting)

(L) bzw. $3,8 \pm 2,7$ (U)) als auch nach 12 Monaten ($3,4 \pm 2,4$ vs. $4,6 \pm 3,8$ (L) bzw. $4,0 \pm 2,8$ (U)) ein Trend zu besseren Ergebnissen. Die Gehstrecke konnte durch die Dekompression in allen Gruppen hochsignifikant gesteigert werden (Abb. 11.2). Signifikante Unterschiede zwischen den Randomisierungsgruppen bestanden nicht. Auch die Roland-Morris-Skala zeigte keine signifikanten Unterschiede zwischen den Operationsmethoden, aber eine hochsignifikante Reduktion der Disabilität (Abb. 11.3).

12 Monate nach bilateraler Fensterung waren 92% der Patienten mit dem Operationsergebnis zufrieden, während die Zufriedenheit nach Laminektomie nur 72% ($p<0,05$) und nach unilateraler Fensterung mit kontralateralem Undercutting nur 67% ($p<0,05$) betrug.

Diskussion

Die vorliegende Studie hatte den randomisierten Vergleich der perioperativen Morbidität und des frühen klinischen Operationsergebnisses zwischen bilateraler Fensterung, unilateraler Fensterung mit kontralateralem Undercutting und Laminektomie in der Behandlung der lumbalen Spinalkanalstenose zum Ziel. Alle drei Therapiealternativen führten zu einer vergleichbaren und hochsignifikanten Symptomlinderung, wobei ein Trend zu besten Ergebnissen bei der bilateralen Fensterung zu erkennen war.

Als Folge der steigenden Lebenserwartung und des verbesserten perioperativen Patientenmanagements nimmt die Bedeutung der operativen Behandlung der lumbalen Spinalkanalstenose stetig zu. Traditionell erfolgt eine Dekompression der nervalen Strukturen mittels Laminektomie [1, 3, 8, 10, 11, 25]. Narbenbildung, Schädigung der paraspinalen Muskulatur und insbesondere die Entwicklung einer postoperativen Instabilität bedingen bei einem signifikanten Anteil der Patienten ein unbefriedigendes Operationsergebnis [11, 16]. Vor diesem Hintergrund haben einige Wirbelsäulenchirurgen minimalinvasive Methoden zur Entlastung des lumbalen Spinalkanals beschrieben, wobei insbesondere die Technik der bilateralen Fensterung [2, 6, 9, 13, 17, 20, 24, 30] und die der unilateralen Fensterung mit Undercutting zur Gegenseite [4, 12, 16, 22, 28] Beachtung gefunden haben.

Perioperative Morbidität

In einer prospektiven, nicht randomisierten, offenen Studie verglichen Postacchini et al. Laminektomie mit bilateraler Fensterung. Aufgrund einer höheren Rate von Dura- und Nervenverletzungen bei den Fensterungen folgerten die Autoren, dass bei höhergradigen Stenosen eine Laminektomie indiziert sei [18]. In einer retrospektiven Studie bei 26 Patienten [23] und einer prospektiven Studie bei 40 Patienten [6] konnten keine Unterschiede in den Komplikationsraten zwischen den minimalinvasiven Methoden und der traditionellen Laminektomie gefunden werden. Die Häufigkeit der Duraverletzungen von knapp 10% in unserer Studie entspricht den Angaben der Literatur bei Spinalkanalstenosen [27]. Unsere Ergebnisse zeigten einen Trend zu weniger Duraverletzungen bei der bilateralen Fensterung. Entsprechend den Literaturangaben bedingten akzidentielle Duraläsionen auch in unserem Patientengut keine klinischen Konsequenzen. Die Häufigkeit von Nachblutungen und Wundinfektionen entsprach ebenfalls den Daten der Literatur ohne Hinweis auf Unterschiede zwischen den Therapiegruppen. Demnach lag bei den Fensterungstechniken unabhängig vom Stenosegrad keine höhere perioperative Morbidität vor.

Klinisches Operationsergebnis

Laminektomie

Turner et al. haben in einer Metaanalyse die Erfolgsrate der Laminektomie mit 64% ermittelt [26]. In retrospektiven Untersuchungen zur Laminektomie mit hohen Fallzahlen wurden gute bis sehr gute Ergebnisse von Lemaire et al. bei 72% (nach 8 Monaten) [14], von Airaksinen et al. bei 62% (nach 4 Jahren) [1] und von Cornefjord et al. bei 65% der Patienten (nach 7 Jahren) [5] erzielt. In der hier vorgestellten Studie lag die Patientenzufriedenheit nach 1 Jahr bei 72% und stimmt infolgedessen mit den Literaturangaben überein.

Bilaterale Fensterung

Retrospektive Studien zur bilateralen Fensterung bei lumbaler Spinalkanalstenose dokumentieren gute bis sehr gute Ergebnisse bei 29 von 32 Patienten (91%) [2], bei 28 von 34 Patienten (82%) [17], bei 34 von 50 Patienten (68%) [24] und bei 77 von 88 Patienten (88%) [7]. Kleemann et al. berichten über 88% gute bis sehr gute Ergebnisse und eine Patientenzufriedenheit von 100% bei 54 Patienten mit einer Nachbeobachtungszeit von 4 Jahren [13].

In kontrollierten Studien haben Thomas et al. und Kalbarczyk et al. retrospektiv die Ergebnisse zwischen Laminektomie und bilateraler Fensterung verglichen. Mit guten Ergebnissen in 50% (B) vs. 58% (L) [23] und 74% (B) vs. 85% (L) [9] zeigte sich kein Unterschied. Auch die prospektiven nicht randomisierten Untersuchungen von Postacchini et al. und Delank et al. kamen zu vergleichbaren Ergebnissen in beiden Gruppen [6, 18]. In der ersten Studie erfolgte jedoch bei 9 von 35 Patienten eine Änderung der Operationsmethode von Fensterung zu Laminektomie und in der zweiten Studie legte der Operateur die Operationsmethode nach dem intraoperativen Befund fest, so dass die höhergradigen Stenosen vermutlich häufiger laminektomiert wurden.

Die Ergebnisse unserer randomisierten Studie bestätigten mit 92% Patientenzufriedenheit nach 1 Jahr die guten Ergebnisse der retrospektiven bzw. nicht kontrollierten Studien.

Unilaterale Fensterung

Der unilaterale Zugang zur bilateralen Dekompression des engen lumbalen Spinalkanals weist nach Spetzger et al. eine Erfolgsquote von 88% (22 von 25 Patienten) [22], nach Weiner et al. von 87% (26 von 30 Patienten) [28] und nach Mariconda et al. von 68% (15 von 22 Patienten) [16] auf.

Khoo et al. haben 25 Patienten nach endoskopischer unilateraler Dekompression retrospektiv mit 25 laminektomierten Patienten verglichen und fanden eine vergleichbare Rate guter Operationsergebnisse in beiden Gruppen von etwa 90% [12].

In unserer randomisierten Untersuchung konnten diese sehr guten Ergebnisse bei einer Erfolgsrate von 67% nicht bestätigt werden, allerdings zeigte sich ebenfalls kein Unterschied zum Outcome nach Laminektomie.

Zusammenfassend kann festgehalten werden, dass für die minimalinvasiven Operationstechniken in der Literatur Erfolgsquoten von 80 bis 90% zu finden sind [2, 7, 13, 16, 17, 22, 24, 28], also eine Überlegenheit im Vergleich zur Laminektomie mit einer Erfolgsquote von 64% [1, 5, 14, 26] zu vermuten ist. Aufgrund retrospektiver oder unkontrollierter Studiendesigns, kurzer Nachbeobachtungszeiträume und geringer Fallzahlen halten diese Publikationen den Kriterien der *evidence-based medicine* jedoch meist nicht stand. Dementsprechend konnten Vergleichsstudien zwischen den Fensterungstechniken und der traditionellen Laminektomie keine signifikanten Unterschiede objektivieren. Möglicherweise sind die hohen Erfolgsquoten von unilateraler und bilateraler Fensterung auf Selektionsbias zurückzuführen, indem in die nicht kontrollierten Studien vorrangig weniger ausgeprägte Spinalkanalstenosen eingeschlossen wurden. Prospektive randomisierte Vergleichsstudien, die nicht mit derartigen Fehlern behaftet sind, liegen in der Literatur jedoch bislang nicht vor. Die Ergebnisse der hier vorgestellten Studie belegen, dass die minimalinvasiven Methoden unabhängig vom Stenosegrad ein zur Laminektomie vergleichbares Operationsergebnis erzielen.

Schlussfolgerungen

Die bilaterale Fensterung und die unilaterale Fensterung mit kontralateralem Undercutting als minimalinvasive Operationstechniken sind im Vergleich zur Laminektomie mit keiner erhöhten perioperativen Komplikationsrate verbunden. Beide Methoden führen auch bei hochgradigen Spinalkanalstenosen zu einer suffizienten Dekompression und bewirken eine hochsignifikante Beschwerdelinderung. Dementsprechend stellen diese minimalinvasiven Techniken mögliche Therapiealternativen zur Laminektomie in der Behandlung der degenerativen lumbalen Spinalkanalstenosen dar. Die Patientenzufriedenheit ist bei der bilateralen Fensterung signifikant höher als bei den anderen Methoden. Eine Vervollständigung der Nachuntersuchungen sowie ein längerer Nachbeobachtungszeitraum sind erforderlich, um diese vorläufigen Ergebnisse zu bestätigen.

Literatur

1. Airaksinen O, Herno A, Turunen V, Saari T, Suomlainen O (1997) Surgical outcome of 438 patients treated surgically for lumbar spinal stenosis. Spine 22:2278–2282
2. Aryanpur J, Ducker T (1990) Multilevel lumbar laminotomies: an alternative to laminectomy in the treatment of lumbar stenosis. Neurosurgery 26:429–432
3. Atlas SJ, Deyo RA, Keller RB, Chapin AM, Patrick DL, Long JM, Singer DE (1996) The Maine Lumbar Spine Study, Part III. 1-year outcomes of surgical and nonsurgical management of lumbar spinal stenosis. Spine 21:1787–1794
4. Caspar W, Papavero L, Sayler MK, Harkey HL (1994) Precise and limited decompression for lumbar spinal stenosis. Acta Neurochir (Wien) 131:130–136
5. Cornefjord M, Byrod G, Brisby H, Rydevik B (2000) A long-term (4- to 12-year) follow-up study of surgical treatment of lumbar spinal stenosis. Eur Spine J 9:563–570
6. Delank KS, Eysel P, Zollner J, Drees P, Nafe B, Rompe JD (2002) Undercutting decompression versus laminectomy. Clinical and radiological results of a prospective controlled trial. Orthopade 31:1048–1056

7. Eule JM, Breeze R, Kindt GW (1999) Bilateral partial laminectomy: a treatment for lumbar spinal stenosis and midline disc herniation. Surg Neurol 52:329-337
8. Iguchi T, Kurihara A, Nakayama J, Sato K, Kurosaka M, Yamasaki K (2000) Minimum 10-year outcome of decompressive laminectomy for degenerative lumbar spinal stenosis. Spine 25:1754-1759
9. Kalbarczyk A, Lukes A, Seiler RW (1998) Surgical treatment of lumbar spinal stenosis in the elderly. Acta Neurochir (Wien) 140:637-641
10. Katz JN, Lipson SJ, Larson MG, McInnes JM, Fossel AH, Liang MH (1991) The outcome of decompressive laminectomy for degenerative lumbar stenosis. J Bone Joint Surg Am 73:809-816
11. Katz JN, Lipson SJ, Chang LC, Levine SA, Fossel AH, Liang MH (1996) Seven- to 10-year outcome of decompressive surgery for degenerative lumbar spinal stenosis. Spine 21:92-98
12. Khoo LT, Fessler RG (2002) Microendoscopic decompressive laminotomy for the treatment of lumbar stenosis. Neurosurgery 51:146-154
13. Kleeman TJ, Hiscoe AC, Berg EE (2000) Patient outcomes after minimally destabilizing lumbar stenosis decompression: the „Port-Hole" technique. Spine 25:865-870
14. Lemaire JJ, Sautreaux JL, Chabannes J, Irthum B, Chazal J, Reynoso O, Thierry A (1995) Lumbar canal stenosis. Retrospective study of 158 operated cases. Neurochirurgie 41:89-97
15. Mackay DC, Wheelwright EF (1998) Unilateral fenestration in the treatment of lumbar spinal stenosis. Br J Neurosurg 12:556-558
16. Mariconda M, Fava R, Gatto A, Longo C, Milano C (2002) Unilateral laminectomy for bilateral decompression of lumbar spinal stenosis: a prospective comparative study with conservatively treated patients. J Spinal Disord Tech 15:39-46
17. Nakai O, Ookawa A, Yamaura I (1991) Long-term roentgenographic and functional changes in patients who were treated with wide fenestration for central lumbar stenosis. J Bone Joint Surg Am 73:1184-1191
18. Postacchini F, Cinotti G, Perugia D, Gumina S (1993) The surgical treatment of central lumbar stenosis. Multiple laminotomy compared with total laminectomy. J Bone Joint Surg Br 75:386-392
19. Roland M, Morris R (1983) A study of the natural history of low-back pain. Part II: development of guidelines for trials of treatment in primary care. Spine 8:145-150
20. Rompe JD, Eysel P, Zollner J, Nafe B, Heine J (1999) Degenerative lumbar spinal stenosis. Long-term results after undercutting decompression compared with decompressive laminectomy alone or with instrumented fusion. Neurosurg Rev 22:102-106
21. Scott J, Huskisson EC (1976) Graphic representation of pain. Pain 2:175-184
22. Spetzger U, Bertalanffy H, Reinges MH, Gilsbach JM (1997) Unilateral laminotomy for bilateral decompression of lumbar spinal stenosis. Part II: Clinical experiences. Acta Neurochir (Wien) 139:397-403
23. Thomas NW, Rea GL, Pikul BK, Mervis LJ, Irsik R, McGregor JM (1997) Quantitative outcome and radiographic comparisons between laminectomy and laminotomy in the treatment of acquired lumbar stenosis. Neurosurgery 41:567-574; discussion 574-565
24. Tsai RY, Yang RS, Bray RS, Jr (1998) Microscopic laminotomies for degenerative lumbar spinal stenosis. J Spinal Disord 11:389-394

25. Tuite GF, Doran SE, Stern JD, McGillicuddy JE, Papadopoulos SM, Lundquist CA, Oyedijo DI, Grube SV, Gilmer HS, Schork MA et al (1994) Outcome after laminectomy for lumbar spinal stenosis. Part II: Radiographic changes and clinical correlations. J Neurosurg 81:707–715
26. Turner JA, Ersek M, Herron L, Deyo R (1992) Surgery for lumbar spinal stenosis. Attempted meta-analysis of the literature. Spine 17:1–8
27. Wang JC, Bohlman HH, Riew KD (1998) Dural tears secondary to operations on the lumbar spine. Management and results after a two-year-minimum follow-up of eighty-eight patients. J Bone Joint Surg Am 80:1728–1732
28. Weiner BK, Walker M, Brower RS, McCulloch JA (1999) Microdecompression for lumbar spinal canal stenosis. Spine 24:2268–2272
29. Wiesinger GF, Nuhr M, Quittan M, Ebenbichler G, Wolfl G, Fialka-Moser V (1999) Cross-cultural adaptation of the Roland-Morris questionnaire for German-speaking patients with low back pain. Spine 24:1099–1103
30. Young S, Veerapen R, O'Laoire SA (1988) Relief of lumbar canal stenosis using multilevel subarticular fenestrations as an alternative to wide laminectomy: preliminary report. Neurosurgery 23:628–633

12 Langzeitergebnisse nach Dekompressionsoperationen bei Spinalkanalstenose

E. Hille, S. Dries

Einleitung

Es ist hinreichend bekannt, dass die Spinalkanalstenose sowohl konservativ als auch operativ – zum einen nur durch eine Dekompression und zum anderen durch eine Dekompression und Stabilisation mit und ohne Instrumente – operiert werden kann. Richtlinien für das therapeutische Vorgehen gibt es nicht. Seit 1995 findet man in den Zeitschriften Spine, Clinical Orthopedics and Related Research und Journal of Bone and Joint Surgery eine Vielzahl von Veröffentlichungen, die sowohl über das konservative Vorgehen (14× Publikationen) als auch das operative Vorgehen (Dekompression 54× Publikationen, Dekompression und Fusion 21× Publikationen) berichten. Auch die Metaanalysen von Turner et al. (1992), die die Veröffentlichungen von 1966–1990, von Mardjetko et al. (1994), die die Veröffentlichungen von 1970–1993 und schließlich Schulitz et al. (1997), die die Veröffentlichungen von 1975–1995 berücksichtigen, lassen keinen Schluss bzgl. des therapeutischen Vorgehens zu.

Im AK Barmbek wurde in den Jahren 1990–1993 die Indikation zum *konservativen* Vorgehen bei Patienten gestellt, die klinisch keine neurologischen Kompressionszeichen und keine elektrophysiologischen Zeichen aufwiesen und die sich in der allgemeinen Lebensführung nicht eingeschränkt fühlten und deren klinische Symptomatik (medikamentös und physikalisch) gut beeinflussbar war.

Die Indikation zum *operativen* Vorgehen (Dekompression) wurde bei zunehmender klinischer und elektrophysiologischer Neurologie, bei nicht konservativ beeinflussbarer Einschränkung der Lebensführung gestellt.

Bei Überwiegen der Gewichtung Rücken- zu Beinschmerz, positiver szintigrafischer Bildgebung, Vorliegen einer Deformität (degenerative Spondylolisthese Grad 2 und mehr, Skoliose größer als 20° und intraoperativem Setzen einer Instabilität erfolgte zusätzlich eine instrumentierte Fusion.

Material und Methode

Im Zeitraum von 1990–1993 wurden im AK Barmbek 60 Patienten operiert, davon waren 39 Frauen und 21 Männer. Das durchschnittliche Lebensalter betrug 69,8 Jahre. Der präop. erhobene Oswestry low back pain disability score betrug 31 Punkte (0–50 Punkte möglich, bestes Ergebnis gleich 0). Die *Anamnesedauer* betrug bei 31% weniger als 1 Jahr, 22% weniger als 2 Jahre, 30% weniger als 3 Jahre und 12% weniger als 5 Jahre sowie 5% um die 10 Jahre.

Die *klinische Symptomatik* zeigte in 76% eine subjektive *Mehrgewichtung* der Beinschmerzen zu den Rückenschmerzen.

Die *elektrophysiologische Diagnostik* wies in 33% eine frische Läsion, in 48% eine alte Läsion und in 19% keine Läsion nach.

Der *Ort der operativen Dekompression* befand sich in 43% in Höhe L4/L5, in 23% in Höhe L3/L4 und L4/L5, in 8% in Höhe L3/L4, in 8% in Höhe L4/L5 und L5/S1 und in 18% in sonstigen Höhen.

Die *operative Methode* war in 72% eine Dekompression (bi/unilaterales undercutting, Laminotomie), in 15% eine Dekompression und nicht instrumentierte Fusion und schließlich in 13% eine Dekompression und instrumentierte Fusion.

Ergebnisse

Von den 60 nachuntersuchten Patienten waren 77% beschwerdefrei, wobei einige sofort und andere später postop. beschwerdefrei wurden. 23% gaben eine Beschwerdefreiheit nie an.

Vergleicht man nun die Ergebnisse in Abhängigkeit der Parameter Lebensalter, Anamnesedauer, *Schmerzverteilung* (Bein/Rücken), Vorliegen von *Wurzelkompressionszeichen*, positiven elektrophysiologischen Veränderungen, *operativer Ausdehnung* (ein/beidseitig, ein/mehretagig) sowie in Abhängigkeit der Operationsmethoden (Dekompression, Dekompression mit Fusion, Dekompression mit instrumentierter Fusion) so fällt auf, dass bei den postop.

Tabelle 12.1. Beschwerdefreiheit nach Dekompression in Abhängigkeit von ausgewählten Prädiktoren

Beschwerdefreiheit	Prädiktor
77%	Gesamt
86%	Schmerzverteilung Beinschmerz > Rückenschmerz
90%	Kompressionszeichen negativ
79%	EMG frische Läsion
78%	OP beidseitig
84%	OP 1-tägig

beschwerdefreien Patienten in 86% die präop. Schmerzverteilung mit mehr Bein- als Rückenschmerz angegeben wurde, in 90% keine Nervenwurzelkompressionszeichen präop. gefunden wurden, in 79% frische EMG-Läsionen beschrieben wurden und in 84% die OP 1-tägig erfolgte (Tabelle 12.1).

Diskussion

Schulitz et al. (1997) ziehen bei Auswertung der Publikationen (1975–1995) folgenden Schluss: „The least invasive surgical procedure can obtain the best results if the correct diagnosis is made and if the operation is carried out within the first years of the disease."

Dieses Statement lässt sich mit den Ergebnissen unserer Untersuchung in Einklang bringen. Um jedoch noch bessere Ergebnisse erzielen zu können, muss man sich Gedanken machen über den Begriff „least invasive surgical procedure" und über Möglichkeiten, eine korrekte Diagnose zu stellen.

In der Literatur werden bzgl. der Entstehung einer spinalen Claudicatio drei Theorien diskutiert:
1. die Ischämietheorie,
2. die mechanische Kompressionstheorie und
3. die Stagnations-Anoxie-Theorie.

Die Ischämietheorie begründet sich darauf, dass die aktivitätsabhängige metabolische Mehranforderung nicht erfüllt werden kann, da der insuffiziente Blutdurchfluss bedingt durch strukturelle Spinalkanalenge den Anforderungen nicht nachkommen kann. Es entsteht eine relative Nervenwurzelischämie, die zu Schmerzen, Sensibilitätsverlust und motorischen Defiziten führen kann.

Die mechanische Kompressionstheorie leitet sich daher ab, dass viele Patienten schon über die typischen Beinschmerzen klagen, wenn eine Reklinationshaltung bei der klinischen Untersuchung eingenommen wird. Die Reklination oder die vermehrte Lordose führt zu einer funktionellen Einengung des Spinalkanals.

Die Stagnations-Anoxie-Theorie vereinigt die vaskuläre und die mechanische Kompressionstheorie. Hierbei komprimieren die Knochen oder Weichteile des Spinalkanals die neuralen Elemente, die drainierenden Venen und/oder den Fluss der zerebro-spinalen Flüssigkeit. Dieser Anstieg des zerebro-spinalen Flüssigkeitsdruckes kann den venösen radikulären Abfluss behindern und zur Hypoxie führen.

Daher lässt sich schließen, dass die Midline-Decompression-Operation, wie sie O'Leary und McCance beschreiben, die „least invasive surgical procedure"

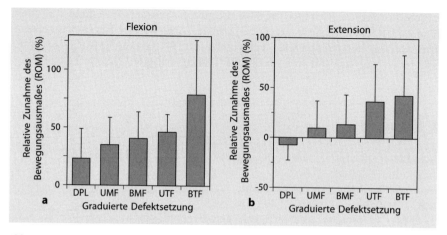

Abb. 12.1 a, b. Graduierte Defektsetzung. Hypermobilität eines WS-Segments nach Defektsetzung [Abumi 1990], **a** Flexion, **b** Extension. *DPL* Resektion der Ligamenta intraspinale et supraspinale, *UMF* Unilaterale mediale Facettektomie links, *BMF* Bilaterale mediale Facettektomie, *UTF* Unilaterale totale Facettektomie links, mediale Facettektomie rechts, *BTF* Bilaterale totale Facettektomie

darstellt, um den Durchfluss des Spinalkanals zu verbessern. Dies ist mit der Stagnations-Anoxie-Theorie in Einklang zu bringen. Eine *einseitige* Dekompression kann nur den Anforderungen der mechanischen Kompressionstheorie genügen und nicht denen der vaskulären Kompressionstheorie.

Da die Resektion der dorsalen Ligamente im Rahmen der Midline-Decompression (Lig. interspinosum und supraspinosum) dem Operateur und Kliniker die Vorstellung vermittelt, operativ eine Instabilität des Segmentes zu setzen, wurden diesbzgl. Experimente von Abumi et al. (1990) durchgeführt (Abb. 12.1). Dieser resezierte stabilisierende Elemente eines Bewegungssegmentes und prüfte jeweils den Stabilitätsverlust. Er stellte dabei den geringsten Stabilitätsverlust bei Resektion der o. g. Midline-Ligamente fest. Erst die einseitige totale Facettektomie links und gleichzeitige mediale Teilfacettektomie rechts führt zu einem eindeutigen Stabilitätsverlust (10%).

Da man sich *präop.* bildgebend und *intraop.* klinisch nur *subjektiv* einen Eindruck über die Stabilitätsverhältnisse eines Segmentes verschaffen kann, muss man sich einiger zusätzlicher Orientierungshilfen bedienen. Beispielsweise stellen präop. bildgebend dargestellte Deformitäten wie Olisthese größer als Grad 2, pathologische Kippwinkel und Translationsstrecken, Skoliosen über 20° sowie sintigraphische Mehrbelegungen eines Segmentes als Ausdruck einer Abstützungsreaktion eine Gefahr dar, operativ durch eine Dekompression die Stabilität des Segmentes zu kompromittieren. Sollte dies geschehen, ist unter Berücksichtigung des prä- und intraop. Befundes eine zusätzlich stabilisierende Operation notwendig.

Es ist aber bekannt, dass vorschnelle instrumentierte Stabilisierungen zu so genannten Übergangssyndromen (Instabilitäten, Stenosen) führen können, wie Schultz et al. berichteten und wir experimentell durch stereofotogrammetrische Untersuchungen belegen konnten. Eine Fusion eines Bewegungssegmentes beispielsweise in Höhe L4/L5 führt kompensatorisch zu Überbeweglichkeiten der benachbarten Segmente L3/L4 und L5/S1.

Die Forderung in dem Statement von Schultz et al. nach einer operativen Therapie in den ersten Jahren nach Diagnosestellung, um ein gutes Ergebnis zu erzielen, unterstützt ebenfalls die *Stagnations-Anoxie-Theorie*.

Wäre die Claudicatio allein die Folge einer Kompression, müssten die Erfolge einer operativen Dekompression denen einer Bandscheibenoperation entsprechen. Dieses ist aber nicht der Fall. Man kann, bedingt durch die monate-, teils jahrelange vaskuläre Minderversorgung eine *nicht* objektivierbare neurogene Vorschädigung erwarten, welche die therapeutischen Erfolge reduziert. Daher ist das wichtigste diagnostische Instrument die *typische Anamnese* und nicht der stumme klinische Befund, der häufig zuwarten lässt. Im Experiment konnte Yoshizawa nach dreimonatiger Nervenkompression eine Abnahme der EMG-Amplitude beobachten, während die Nervenleitgeschwindigkeit erst nach einem Jahr abnahm.

Schlussfolgerungen

Zusammenfassend lässt sich sagen, dass eine erfolgreiche Therapie einer Spinalkanalstenose einen stringenten diagnostischen und therapeutischen Algorithmus erfordert (Abb. 12.2).

Die *korrekte Diagnose* lässt sich anhand der Anamnese stellen, die klinische Untersuchung, die elektrophysiologische Prüfung und die Bildgebung

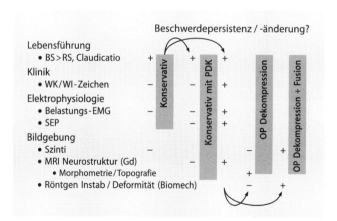

Abb. 12.2. Therapeutischer Algorithmus (s. Text). BS = Beinschmerz; RS = Rückenschmerz; WK = Wurzelkompression; WI = Wurzelirritation; EMG = Elektromyogramm; SEP = Somatosensorisch evozierte Potenziale; PDK = Periduralkatheter

sind nur Mosaiksteinchen, die Hinweise bzgl. der Diagnosebestätigung und der therapeutischen Überlegungen vermitteln können.

Die nichtinvasive *konservative Therapie* sollte einen Zeitrahmen von 6–10 Wochen einnehmen. Nach dieser Zeit und frustranem konservativen Behandlungsversuch sollte eine klinische und elektrophysiologische Kontrolle erfolgen. Bei unverändertem Befund sollte der konservative Behandlungsversuch mit einem PD-Katheter kombiniert werden. Nach weiteren 6–10 Wochen und frustranem Behandlungsversuch ist die Bildgebung durch Röntgen, Röntgenfunktionsaufnahmen, MRT, Myelographie zu erweitern, um das therapeutische *operative Procedere* bestimmen zu können. Bei fehlenden Deformitäten und Instabilitäten sowie negativer szintigraphischer Mehrbelegung ist die alleinige Dekompression indiziert. Bei einer klinischen Mehrgewichtung der Rückenschmerzen zu Beinschmerzen, szintigraphischen Mehrbelegungen des betroffenen Segmentes und Vorliegen von Deformitäten (Skoliose über 20°, Olisthese größer als 2. Grades) ist eine Dekompression mit zusätzlich instrumentierter Fusion empfehlenswert.

∎ Literatur

1. Abumi K, Panjabi MM, Kramer KM, Duranceau J, Oxland T, Crisco JJ (1990) Biochemical evaluation of lumbar spinal stability after graded facetectomies. Spine 15(11):1142–1147
   PMID: 2267608 [PubMed – indexed for MEDLINE]
2. Mardjetko SM, Connolly PJ, Shott S (1994) Degenerative lumbar spondylolisthesis. A meta-analysis of literature 1970–1993. Spine 19(Suppl 20): 2256S–2265S
   PMID: 7817240 [PubMed – indexed for MEDLINE]
3. O'Leary PF, McCance SE (2001) Distraction laminoplasty for decompression of lumbar spinal stenosis. Clin Orthop (384):26–34
   PMID: 11249174 [PubMed – indexed for MEDLINE]
4. Niggemeyer O, Strauss JM, Schultz KP (1997) Comparison of surgical procedures for degenerative lumbar spinal stenosis: a meta-analysis of the literature from 1975 to 1995. Eur Spine J 6(6):423–429
   PMID: 9455673 [PubMed – indexed for MEDLINE]
5. Turner JA, Ersek M, Herron L, Deyo R (1992) Surgery for lumbar spinal stenosis. Attempted meta-analysis of the literature. Spine 17(1):1–8
   PMID: 1531550 [PubMed – indexed for MEDLINE]
6. Yoshizawa H, Kobayashi S, Morita T (1995) Chronic nerve root compression. Pathophysiologic mechanism of nerve root dysfunction. Spine 20(4):397–407
   PMID: 7747222 [PubMed – indexed for MEDLINE]

13 Robotersystem für die transpedikuläre Fusion bei degenerativen Wirbelsäulenerkrankungen

J. STALLKAMP, A. HILLER

■ Einleitung

Vom Einsatz eines Operationsroboters wird heute in der Orthopädie im Wesentlichen die Sicherung und Steigerung der Qualität des Operationsergebnisses gefordert. Unter den zur Zeit diskutierten Anwendungen in der Orthopädie wird von der Präzison beim Robotereinsatz in der Wirbelsäulenchirurgie eine überproportionale Verringerung des Operationsrisikos erwartet. Daher haben vier Fraunhofer-Institute im Projekt „RoMed" ein Robotersystem für die transpedikuläre Verschraubung der Wirbelsäule neu konzipiert und bis zum Prototyp entwickelt.

Die Erfahrungen am Fraunhofer-Institut für Produktionstechnik und Automatisierung IPA bei der Entwicklung von Medizinrobotern haben gezeigt, dass die Anforderungen an solche Robotersysteme in der Regel nicht den Bewegungsmechanismus selbst betreffen, sondern die peripheren Komponenten des Navigations- und Interaktionssystems und die zur Verfügung stehenden Instrumente. Außerdem erfordert der Wegfall der unmittelbaren Wahrnehmung des Chirurgen die Implementierung einer Prozessüberwachung, die in bisherigen Konzepten weitgehend unberücksichtigt geblieben ist. Beim RoMed-System ermöglicht ein intelligentes Werkzeug die Überwachung des Bohrprozesses, um eine Überhitzung des Knochens zu vermeiden. Durch die Integration eines Instrumentenwechselsystems kann die Implantation der Schrauben automatisch erfolgen. Für die bessere Bedienung der Steuerung und des Navigationssystems wurde ein neuartiges Eingabegerät für den Einsatz in der sterilen Umgebung aufgebaut. Das Navigationssystem wurde für die besonderen Anforderungen der komplexen Prozesssteuerung neu entwickelt.

Die zögernde Einführung des Systems im klinischen Einsatz ist, trotz der anerkannten Nutzenpotenziale, auf die Neuartigkeit des Ansatzes und der komplexen Aufgabenstellung zurückzuführen. Neben neuen technischen Problemstellungen ist heute eine wesentlich höhere Integrationsleistung unterschiedlicher Kompetenzen für den erfolgreichen Robotereinsatz erforderlich. Mit der Entwicklung und dem Bau des Prototyps eines Robotersystems für die Fusion bei degenerativen Wirbelsäulenerkrankungen sind die prinzipiellen Lösungswege aufgezeigt und verifiziert worden, so dass eine weitere roboterassistierte Anwendung in den Bereich des Machbaren gerückt ist.

Ausgangssituation

Nach übermäßigen Erwartungen an Robotersysteme in der Chirurgie haben die wirtschaftlichen Schwierigkeiten der Hersteller im letzten Jahr vor dem Hintergrund einer Nutzen-/Kostendiskussion zu einer verstärkten Kritik am Einsatz solcher Systeme geführt. Dabei halten sich die Vor- und Nachteile die Waage, da die Leistungsfähigkeit speziell hinsichtlich der erreichbaren Präzision zweifelsfrei Vorteile für eine Reihe von chirurgischen Anwendungen mit sich bringt.

Andererseits konnte der medizinische oder wirtschaftliche Nutzen mit den zur Verfügung stehenden Systemen bis heute nicht nachgewiesen werden. Diese Ausgangssituation hat u. a. zu einer kritischeren Selektion der Anwendungsfelder geführt, in denen der hohe Aufwand für den Robotereinsatz durch einen sichtbaren Nutzen gerechtfertigt wird. Die Auswahl wurde dabei durch die Erfahrungen mit bestehenden Systemen erleichtert. Zu diesen Anwendungen gehört die Wirbelsäulenchirurgie, deren besonderen Stellenwert mehrere aktuelle Projekte widerspiegeln.

Das Projekt WISA-RoMed wurde am Fraunhofer-Institut für Produktionstechnik und Automatisierung IPA in Zusammenarbeit mit den Fraunhofer-Instituten für Graphische Datenverarbeitung IGD, für Biomedizinische Technik IBMT und dem Institut für Produktionsanlagen und Konstruktionstechnik IPK mit internen Projektmitteln durchgeführt. Das Ziel dieses Projekts war die Entwicklung eines Robotersystems, zum Einsatz in der Wirbelsäulenchirurgie und der Aufbau eines Demonstrators für die transpedikuläre Verschraubung. Dabei stand nicht der Roboter als Bewegungsmechanismus im Mittelpunkt, sondern die Instrumente, die Navigations- und Interaktionssysteme. Durch die Neuentwicklungen sollten folgende klinische Verbesserungen erreicht werden:

- Verringerung der Fehlplatzierungsrate der Schrauben,
- Erhöhung der Sicherheit und Qualität durch Prozessüberwachung der Kräfte/Momente und Temperatur,
- neue Entwicklungen im Bereich der Peripheriesysteme und
- Minimierung der Systemfehler und Erhöhung der Benutzerfreundlichkeit durch ein integriertes Gesamtsystem, die Vernetzung der Komponenten und eine zentrale Bedienung.

Problemstellung

Die Ursachen für das Fehlen eines etablierten Robotersystems in der Wirbelsäulenchirurgie liegen jedoch weder am Konzept des Robotereinsatzes noch an den zur Verfügung stehenden Positionierungseinrichtungen, sondern an den peripheren Systemkomponenten. Mit der Trennung der unmittelbaren Wahrnehmung des Chirurgen vom Operationsvorgang müssen die Steuerungsinformationen für eine Automatisierung wesentlich genauer und detaillierter als bisher üblich angegeben werden. Neben den bekannten Einschränkungen durch die verfügbaren Navigationssysteme [1] sowie der exakten Positionierung und Orientierung der Bohrung im Pedikel müssen Weichteilverletzungen, Mikrorisse oder Frakturen sowie eine thermische Gewebeschädigung (Hitzenekrosen) des Knochens vermieden werden. Eine Überhitzung des Knochens tritt je nach Dauer der Temperatureinwirkung ein und führt zu Zellschädigungen bzw. zum Zelltod. Besonders schwerwiegend ist dieser Effekt im Inneren des Bohrkanals, wo keine ausreichende Kühlung mehr gewährleistet werden kann und sich die Temperatur nicht direkt messen lässt: Die mechanisierte Führung von Instrumenten erfordert somit einen Ersatz für das sensomotorische Feingefühl des Chirurgen – in diesem Fall beim Bohrvorgang. Für die Vermeidung einer Überhitzung sind daher der Einsatz neuer Sensorkonzepte und die Einführung einer Prozesskontrolle der Temperatur erforderlich. Die Einführung von Prozessüberwachungssystemen neben dem Roboter und dem Navigationssystem erfordert zusätzliche Überlegungen, wie sich solche Systeme in Zukunft im OP steuern lassen. Mit den herkömmlichen Interaktionssystemen, die sich in der Regel nur außerhalb des sterilen Bereichs bedienen lassen, werden die Möglichkeiten des Robotereinsatzes wesentlich eingeschränkt.

Beschreibung des Gesamtsystems

Das Gesamtsystem ist als Demonstrator für die Durchführung roboterassistierter, transpedikulärer Verschraubungen ausgelegt (Abb. 13.1). Er besteht aus
- einem Navigationssystem (Fraunhofer-IGD),
- einem ultraschallbasierten Trackingsystem für die Kompensation der Wirbelsäule (Fraunhofer-IBMT),
- einem Träger- und Hexapod-Robotersystem (Fraunhofer-IPA)
- einer Instrumentenplattform (Fraunhofer-IPA), und
- dem Eingabegerät *Videre* für den sterilen Bereich (Fraunhofer-IPA).

Der Eingriff wird mit der Planungskomponente des Navigationssystems vorbereitet (Abb. 13.2). Dabei werden in einer virtuellen Umgebung die Schrauben an ihre Positionen im Wirbel eingesetzt. Die Lage der Schrauben und Wirbelkörper lassen sich dabei auf unterschiedliche Weise visuali-

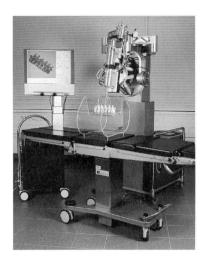

Abb. 13.1. Robotersystem für die transpedikuläre Verschraubung

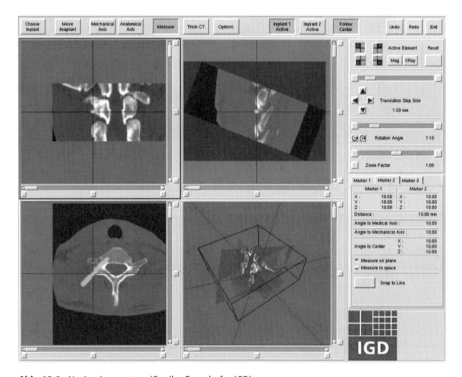

Abb. 13.2. Navigationssystem (Quelle: Fraunhofer-IGD)

sieren, so dass eine optimale Schraubenposition gefunden werden kann. Durch die Verwendung von CAD-Daten kann mit dieser Information der Vorgang des Bohrens und Schraubens programmiert werden.

Nach der Planung wird der Eingriff konventionell begonnen. Im Steuerungsmodul werden die Planungsdaten unmittelbar im sterilen Bereich angezeigt. Mit Videre kann der Chirurg außerdem den Roboter steuern, so dass der gesamte Ablauf zentral vom Chirurgen geleitet und überwacht werden kann. Als Robotersystem wurde ein Hexapod an einem speziell für die Wirbelsäulenchirurgie konzipierten Trägersystem verwendet. Durch diese Kombination lassen sich hochpräzise Eingriffe ohne eine weitere Abstützung des Hexapods vornehmen. Auf dem Hexapod ist eine Instrumentenplattform befestigt, mit der die Bohrungen und das Einsetzen der Schrauben automatisch durchgeführt werden können. Während des Bohrprozesses sollte die Lage des Wirbelkörpers durch ein Ultraschallsystem überwacht und dessen potenzielle Bewegung durch eine Lageerkennung an das Steuerungssystem zur Kompensation durch den Roboter weitergegeben werden. Diese Komponente konnte jedoch im Gesamtsystem nicht mehr integriert werden.

Das Interaktionssystem *Videre*

Im Verlauf der Konzeption der Abläufe während der transpedikulären Verschraubung wurde deutlich, dass während der Behandlung Eingaben, z. B. Lagekorrekturen aufgrund einer Sichtprüfung, erforderlich sind, für die Eingabemöglichkeiten eines Bildschirmarbeitsplatzes notwendig werden. Bei bisherigen Lösungen werden üblicherweise Touchscreens mit Folien abgedeckt, wodurch sowohl die Bedienbarkeit als auch die Lesbarkeit der Informationen eingeschränkt wird. Daher sollte das zu entwickelnde System ohne Abdeckungsfolien auskommen und so ausgelegt sein, dass die Komponenten des Systems im sterilen Bereich mit üblichen Verfahren gereinigt werden können. Für diese Aufgabe wurde ein Rückprojektionssystem verwendet, bei dem der Projektor an einem Ausleger außerhalb des sterilen Bereichs angebracht wird. Zusätzlich wird eine IR-empfindliche CCD-Kamera so montiert, dass sie die Rückseite der Projektionsfläche beobachtet. Das System projiziert die graphische Benutzerschnittstelle des PCs auf die Scheibe, die vom Chirurgen über ein Höhenverstellungs- und Gelenksystem in die beste Arbeitsposition gebracht werden kann. Mit einem Pointer, an dessen Spitze eine IR-Diode angebracht ist, die beim Aufsetzen auf die Scheibe aktiviert und durch die Kamera erfasst wird, lässt sich ein mausähnliches Eingabegerät realisieren. Alle Bauteile im sterilen Bereich lassen sich auf diese Weise mit den herkömmlichen Verfahren sterilisieren. Der Pointer ist dabei als Disposable oder auch als sterilisierbares System konzipiert (Abb. 13.3).

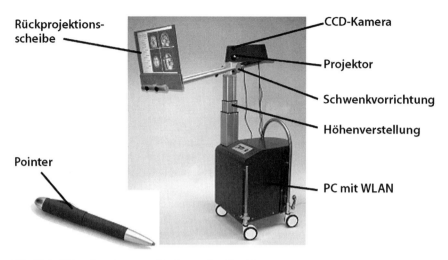

Abb. 13.3. *Videre*: Eingabesystem für den sterilen Bereich

Instrumentenplattform und Prozessüberwachung

Eigens für Eingriffe an der Wirbelsäule wurde ein spezielles Instrument konzipiert und entwickelt, das sowohl bohren als auch schrauben kann. Es ist Teil einer neuartigen Instrumentenplattform, die direkt am Hexapod befestigt ist. Sie magaziniert die notwendigen Instrumente wie Bohrer, Schrauberbits, Schrauben und treibt sie an. Dadurch ist ein automatischer Wechsel der Instrumente und Schrauben möglich. Um den Bohr- und Schraubprozess überwachen zu können, wurden im Werkzeug ein Kraft- und Drehmomentsensor so integriert, dass während des Bohrprozesses auf patientenspezifische Knochenveränderungen reagiert werden kann (Abb. 13.4).

Treten beim Bohren zu hohe Temperaturen auf, besteht die Gefahr einer Schädigung des Knochens, die zu einer Verminderung der Haltekraft der Schraube führen kann. Die Schädigungszonen dürfen deshalb in keinem Fall über die Tiefe der Gewindegänge der Schraube hinausgehen [2]. Beim manuellen Bohren tritt diese Gefahr in den Hintergrund, da durch die stoßweise Operationstechnik und durch ständiges Herausnehmen des Bohrers zur Kontrolle der Tiefe und Lage der Bohrung durch den Chirurgen keine kontinuierliche Wärmeeinwirkung auftritt. Beim kontinuierlichen Bohren mit Roboterunterstützung fehlt die intuitive Regelung durch den Chirurgen, so dass der temperatur- und kraftüberwachten Prozesssteuerung eine wichtige Bedeutung zukommt. Für die automatisierte und prozessüberwachte Durchführung des Bohr- und Schraubprozesses wurden am Fraunhofer-IPA Versuche an Rinderwirbelsäulen durchgeführt und die Knocheneigenschaften in Bezug zu den Prozesseigenschaften des Bohr- und Schraubwerkzeugs gesetzt.

Robotersystem für die transpedikuläre Fusion bei degenerativen Wirbelsäulenerkrankungen 135

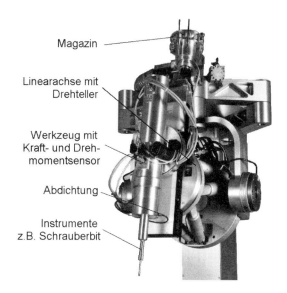

Abb. 13.4. Instrumentenplattform mit Wechselsystem

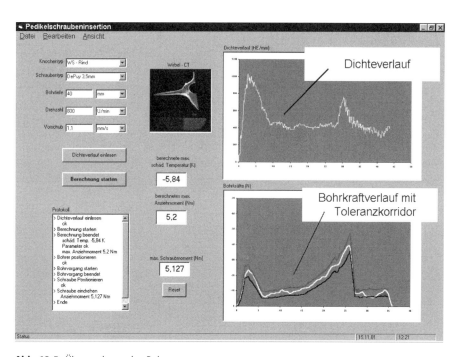

Abb. 13.5. Überwachung des Bohrprozesses

In Hinblick auf die schlechte Zugänglichkeit der Messfläche im Operationssaal wird hierbei die Temperatur beim Bohren nicht direkt gemessen. Ein Verfahren – basierend auf den theoretischen Zusammenhängen von Bohrkraft und -temperatur – ermöglicht die Vorausberechnung des Bohrkraftverlaufs, mit dem auf den Temperaturverlauf geschlossen werden kann. Hieraus kann für den Bohrprozess über die Variation der Prozessparameter (Drehzahl, Vorschub) ein optimaler Bohrkraftverlauf mit Toleranzkorridor für die Prozessüberwachung bestimmt werden. Dabei wird das erwartete Knochendichteprofil im Bohrkanal, basierend auf der im CT gemessenen Dichteverteilung, berücksichtigt (Abb. 13.5).

Schlussfolgerungen

Im RoMed-Projekt wurde die Machbarkeit eines automatisierten Bohrens und Einsetzens einer transpedikulären Verschraubung nachgewiesen. Mit Hilfe von Navigationssystemen kann der Eingriff komfortabel geplant und zusammen mit der Prozesskontrolle präzise und sicher durchgeführt werden. Die Bedienung ist durch den Einsatz intraoperativer Interaktionssysteme vereinfacht. Trotzdem muss das System letztendlich als Experimentalträger bezeichnet werden: Das hohe Sicherheitsrisiko bei einem Systemversagen während der Operation an der Wirbelsäule erfordert einen wesentlich höheren Aufwand, der durch Forschungsmittel bei einem Demonstrator nicht bewältigt werden konnte. Auch aus diesem Grund ist zu erwarten, dass einsatzbereite Systeme nicht nur aus dem ohnehin kostspieligen Robotersystem sondern noch aus einer Reihe weiterer, aufwändiger Peripheriekomponenten bestehen werden. Daher ändert sich an der anfangs beschriebenen Situation nichts. Der Robotereinsatz für eine Anwendung an der Wirbelsäule ist aus verschiedenen Gründen naheliegend, der Nachweis über dessen Potenzial wird jedoch noch große Entwicklungsleistungen fordern.

Literatur

1. Glossop ND, Hu RW, Randle JA (1996) Computer Aided Screw Placement Using Frameless Stereotaxis. Spine 21(17):2026–2034
2. Schmelzeisen H (1990) Der Bohrvorgang in der Kortikalis. Springer, Berlin Heidelberg New York

Sachverzeichnis

A

Abdominalmuskulatur 88
Analgesie, regionale 68
Analgetika 65, 73
- nichtsteroidale antiphlogistische 65
Anthranilsäure-Derivate 74
Antidepressiva, trizyklische 68
Arylessigsäure-Derivate 74
Arylpropionsäure-Derivate 74
Ausfälle, motorische 13

B

Behandlung
- ergotherapeutische 83
- physiotherapeutische 87
Behandlungsstrategien, medikamentöse 73

C

Chronifizierung 61
Claudicatio
- intermittens 13
- spinalis 9, 19, 21
- - intermittens 71
Computertomographie (CT) 29, 37, 38, 49, 50, 53
COX-2-Hemmer 66
Coxibe 74

D

Dekompressionsoperation 104
Differenzialdiagnose 20

Duraverletzungen 117
Durchmesser 31, 37, 45, 49

E

EMG 15, 22
Ergometertraining 80

F

Facette, aszendierende 95
Facetteninfiltration 73
- lumbale 75
Fahrrad 91
Fensterung, bilaterale 111
Flexionsmobilisation 91
Fraunhofer-Institute 129
Fusion 104
- transpedikuläre 129

G

Gehstrecke 115

H

Haltung 58, 62
Hyperlordosierung 4

I

Injektion
- epidurale 99
- epineural-dorsale 73
- epineural-sakrale 73
- lumbale paravertebrale 76

K

PD-Katheter 128
Kernspin-„Myelographie" 15
Kernspintomogramm,
  funktionelles 54
Kernspintomographie (MRT) 15, 29, 37, 41, 42, 53, 55, 58
– dynamische 58
Krankheitsverhalten 61

L

L3/L4 96
L4/L5 96
Laminektomie 104, 111, 115
Langzeitergebnisse 123
Ligamentum flavum 1, 2, 32, 36
Lumbalstenose 1

M

Magnetresonanztomographie (MRT) 15, 29, 37, 41, 42, 53, 55, 58
– dynamische 58
Mechanorezeptorenaktivität 91
Medikamente 99
Myelo-CT 29, 41, 49
Myelographie 29, 37, 39, 42, 49, 53
Myelopathien 12

N

Navigationssystem 132

O

Operationsergebnis, klinisches 114
Opioide 66
Orthesen 101
Oswestry low back pain disability score 124
Oxaceprol 74
Oxikame 74

P

Physiotherapie 65, 101
Potenziale
– magnetevozierte (MEP) 23
– somatosensibel evozierte (SSEP) 24, 25, 26
Pyrazolon-Derivate 74

R

Recessus lateralis 55
Robotersystem 129, 132
RoMed 129
Röntgen 14, 29, 43
Rückstau, venöser 98

S

Sagittaldurchmesser 10
Salizylate 74
Schlingentisch 77
Schmerzen
– neuropathische 65
– radikuläre 13
Sensibilitätsstörungen 13
Spinalkanalstenoseerkrankung 95
Stagnations-Anoxie-Theorie 125, 127
Stenose
– absolute 44
– Durchmesser 31
– foraminale 32
– kongenitale 32
– konstitutionelle 32
– laterale 31
– relative 44
– zentrale 31
Störungsbilder 87
Stufenbett 77

T

Thermalbad 78
Therapiekonzept, multimodales 73
Therapieoptionen, konservative 71
Therapieverfahren, operative 111
Trainingstherapie, medizinische (MTT) 80

U

Undercutting 111

V

Venous pooling 98
Videre 133

W

Wirbelbogen 3
Wirbelgelenke 4, 5, 49
Wurzel
– L4 96
– L5 96

Druck: Strauss GmbH, Mörlenbach
Verarbeitung: Schäffer, Grünstadt